MANUEL
DES
MÈRES DE FAMILLE,
OU
RÈGLES ET PRINCIPES
à suivre pour l'éducation physique des enfans,

depuis la naissance jusqu'à l'âge de puberté,

Par le Docteur ROYER,

Médecin de la Faculté de Paris.

PRIX : 1 FR. 25 C.

VALENCIENNES,

CHEZ TOUS LES LIBRAIRES

1851.

MANUEL

DES

MÈRES DE FAMILLE.

ANZIN, IMPRIMERIE DE BOUCHER-MOREAU.

MANUEL

DES

MÈRES DE FAMILLE,

OU

RÈGLES ET PRINCIPES

à suivre pour l'éducation physique des enfans,

depuis la naissance jusqu'à l'âge de puberté,

Par le Docteur ROYER,

Médecin de la Faculté de Paris.

VALENCIENNES,

CHEZ TOUS LES LIBRAIRES.

1851.

MANUEL

DES

MÈRES DE FAMILLE,

OU

RÈGLES ET PRINCIPES

d'Hygiène pour l'éducation physique des enfants,

[illegible]

Par le Docteur [illegible],

[illegible] de la Faculté de Paris.

VALENCIENNES,

CHEZ TOUS LES LIBRAIRES.

1851.

Le caractère particulier de l'époque actuelle de la science médicale, c'est l'utile.

(Dr D'HUC.)

En publiant cet opuscule, notre intention est de mettre entre les mains des mères de famille et des personnes chargées de les suppléer, un guide prudent et sûr, destiné à les familiariser avec les principes qui doivent présider à l'éducation physique de l'enfant, depuis le moment de sa naissance jusqu'à l'époque de sa puberté. Après quelques considérations physiologiques préliminaires, concernant l'organisme du premier âge, nous indiquons, d'abord, les règles hygiéniques à appliquer au nouveau-né; puis, les soins et le régime nécessaires à l'enfant, depuis le début de la dentition jusqu'à son entier accomplissement, et nous terminons enfin par les principes d'hygiène à suivre jusqu'au temps de la puberté. Tous les conseils que nous formulons, émanent en partie de l'observation fidèle de la nature, en partie de l'expérience, et nous désirons ardemment que ce Manuel remplisse le but unique que nous nous proposons, — celui d'être utile à l'humanité.

MANUEL

DES MÈRES DE FAMILLE.

I.

Aperçu physiologique de l'organisme de l'enfant (¹).

Dès le premier instant de sa naissance, l'enfant se trouve soumis à maintes influences, qui lui sont étrangères, et qui, par conséquent, peuvent, sous certaines conditions, produire dans ses fonctions organiques des dérangemens plus ou moins sérieux et des maladies. Quelques-unes de ces influences sont indispensables, il est vrai, pour la marche progressive de la

(¹) La Physiologie est la science qui traite des actions organiques ou des fonctions de l'économie animale; la connaissance des phénomènes dont l'ensemble constitue la vie.

vie, mais les résultats qu'elles amènent souvent, n'en sont pas moins regrettables et dangereux même, quand elles agissent sur un organisme d'une manière tout autre que celle qu'exige impérieusement *la mesure relative de son activité vitale.* Ainsi, chaque influence extérieure, se manifestant d'une façon matérielle, peut devenir, à différent degré, tantôt salutaire, tantôt nuisible, *selon le degré différent de l'activité vitale individuelle* de l'organisme avec lequel elle entre en contact, et l'idée de l'action d'une telle influence doit toujours être prise dans le sens relatif. Comme c'est là une vérité profondément basée sur les lois de la nature, et que l'expérience démontre chaque jour, nous n'avons besoin ni d'explication ni de preuve pour affirmer que ce qui produit des effets préjudiciables pour tel organisme, peut souvent aussi offrir, pour tel autre, un côté souverainement avantageux et utile. Si donc une seule et même influence, parfaitement identique dans son action et dans sa force, est en état de faire naître des résultats si divers, cette diversité dans les résultats ne peut être occasionnée que par le degré différent d'activité vitale individuelle, ou de puissance réactive propre à l'économie animale. C'est là seulement que nous trouvons la cause de la variété des rapports des êtres vivans, avec les objets extérieurs qui les environnent.

Cette circonstance mérite d'être considérée, avant tout, dans l'éducation physique de l'enfant, comme dans le régime hygiénique de l'homme en général. Car, c'est un point incontestable que toutes les puissances ennemies, dont notre corps est sans cesse environné, exercent sur lui et sur son activité une influence d'autant plus vive qu'il y est moins accoutumé, et qu'il se distingue davantage par sa délicatesse et sa sensibilité. Cet axiome trouve une application toute spéciale, quand il s'agit du corps d'un nouveau-né. Non seulement, il porte clairement et nécessairement avec lui tous les signes d'une faiblesse et d'une fragilité extrêmes, mais il présente encore dans l'ensemble de son activité générale et de son développement, certaines particularités, dont la juste appréciation nous ouvre une source naturelle de règles. Ces règles, tout ignorées ou négligées qu'elles sont par la plupart des mères et des personnes qui les suppléent, peuvent servir de base pour une sage éducation physique. La simple observation de la nature et de ses lois nous mène, en effet, aux connaissances et aux principes qui doivent former le point de départ d'un bon système d'éducation. Cette assertion est irréfutable, et cependant nous n'en sommes pas moins réduit à déplorer que la méthode générale employée pour élever les enfans s'éloigne beaucoup trop de la route tracée par la nature, et conduise toujours par cela même à un dénouement, qui ne peut être le vœu des gens sensés. Nous n'avons nullement le projet d'écrire un système d'éducation; nous ne voulons qu'initier les mères de famille aux préceptes à suivre avec les enfans sous le rapport hygiénique, afin que leurs efforts correspondent aux vues de la nature. Cet objet ne constitue qu'une partie de l'éducation physique, et c'est, en réalité, un des plus importans, puisqu'il est de la dernière évidence que, par sa fausse appréciation, on peut commettre des erreurs et des fautes capables de causer à l'homme les maux les plus fâcheux pour toute la durée de sa vie.

La manière de pratiquer des personnes à qui est confié le soin d'un enfant, est généralement si extravagante et si vicieuse, qu'elles agissent tout-à-fait contre le gré de la nature, dont elles déconcertent ainsi les plans si ingénieusement combinés. En aucune matière, il n'existe une ignorance et une apathie plus profondes! Que l'on observe seulement la simplicité des dispositions de la nature, le but élevé qu'elle a su réaliser par le secours d'un seul moyen, et que l'on considère ensuite la complication et bien souvent la folle imprudence du régime auquel la mère soumet son enfant. Les mères et les nourrices à gages traitent un nourrisson, qui ne peut encore rien digérer, et à qui la nature, par ce motif, n'a destiné que le sein de la femme, absolument comme elles feraient d'un adulte. Elles s'imaginent avoir bien rempli leur devoir envers lui, quand elles lui ont surchargé l'estomac d'alimens tous plus indigestes, pour cet organe, les uns que les autres. Malgré que les conséquences fatales d'un usage si contraire aux lois naturelles s'offrent journellement à leurs yeux, elles sont trop obstinées dans la fausse opinion qu'elles se sont faite de leur sagacité, pour prêter leur attention aux fautes grossières qu'elles commettent à toute heure, comme autant de défis jetés à la nature. Loin de consentir à ce qu'on les instruise, elles préfèrent — parce-qu'il ne s'agit point ici de luxe ou de toilette — continuer l'aveugle routine de leurs aïeules. C'est cette déplorable manière d'élever les enfans qu'il faut accuser en grande partie, si, dans sa constitution physique, l'homme est aujourd'hui presque entièrement en désaccord avec les volontés de la nature, et s'il n'obéit plus à l'instinct, comme à son guide le plus sûr dans le choix de ce qui lui est utile ou funeste. De là vient, qu'il paraît généralement affaibli de corps et d'esprit, ou souvent même tout-à-fait dégénéré. En effet, la ruine de la santé et l'abâtardissement chez tant d'êtres humains sont presque toujours la suite d'une éducation déraisonnable.

Notre mission, sous ce rapport, est non-seulement de sauvegarder l'organisme de l'enfant, dont la vie est liée à des influences pouvant lui devenir relativement pernicieuses, mais encore d'augmenter et de rendre plus durables sa santé et sa force naturelles. C'est donc à la mère, qui aime réellement son enfant, à ne pas trahir le devoir qui lui incombe de consacrer à son accroissement et au maintien de sa santé, les soins les plus assidus et les plus conformes aux prescriptions de la nature. Elle doit être aussi plus désireuse, que cela n'arrive généralement, d'apprendre à suffisamment connaître et à mieux apprécier les moyens à employer, et la logique application qu'elle doit en faire. Plus le régime hygiénique de l'enfant est naturel et uniforme, plus on aide sa croissance et sa santé. Dans le cas contraire, par des habitudes mal entendues ou par une négligence coupable, il peut survenir aisément des troubles et des désordres inquiétans dans les fonctions naturelles. De là jaillissent des maladies qui laissent derrière elles des traces pour tout le cours de l'existence.

Les règles à observer ici sont extrêmement simples, parce que la voix de la nature les a elle-même proclamées, et, par conséquent, elles sont d'autant plus faciles à mettre en pratique. Ces règles ne sont autre chose que les exigences naturelles que l'enfant impose à sa mère, un ordre supérieur qu'il ne faut gêner en quoi que ce soit dans sa sphère d'action, mais auquel, au contraire, on doit venir en aide autant que possible. En étudiant avec tant soit peu d'attention, et dans toutes ses dispositions considérées isolément, surtout chez le nouveau-né, le système de l'organisation de l'enfant, et le but si manifeste pour lequel il a été créé, il ne peut échapper à notre observation que la nature elle-même a inventé des appareils qui, malgré leur simplicité et certaines circonstances désavantageuses, sont encore suffisans pour protéger convenablement l'enfant contre les dangers de l'influence des agens extérieurs. D'autre part, elle nous fournit une foule d'enseignemens, aussi instructifs qu'utiles, quand nous savons les comprendre et les mettre raisonnablement à profit. Tout est on ne peut mieux calculé d'après l'importance du but et des moyens nécessaires pour l'atteindre, et, en réalité, il existe plus de buts que de moyens. La nature sait toujours, par un moyen unique et d'une excessive simplicité, arriver à de si nombreux et de si beaux résultats, que l'examen même superficiel de ce moyen doit déjà faire éclater notre admiration. Partout elle a attaché, d'une façon merveilleuse, aux appareils particuliers qui concernent les besoins du nouveau-né, l'intention de protéger son existence contre les torts immédiats que lui causent les agens extérieurs. Ses propres instrumens sont le plus sûr rempart qui, si on ne le renverse pas violemment par des manœuvres irréfléchies, mette l'organisme de l'enfant incessamment à l'abri des influences hostiles étrangères.

L'influence la plus vive et la plus immédiate à laquelle l'enfant se trouve exposé, lors de sa venue au monde, réside dans l'air atmosphérique extérieur. Cet agent entretient une relation réciproque, permanente et invincible avec l'économie animale, non seulement en pénétrant les ouvertures invisibles de la surface de la peau, mais surtout en provoquant les mouvemens respiratoires par l'irritation qu'il amène dans les poumons. Autant cette irritation est désirable et urgente pour la vie, autant son besoin est irrésistible, sitôt que l'enfant est sorti de l'enveloppe maternelle. Dans ce besoin qu'il éprouve en ce moment, réside la cause principale de la plainte ou du cri qu'il fait entendre. Dès que la faible créature est livrée à son existence individuelle, l'air exerce sur son organisme une action générale vivifiante. Il élève par là toutes les fonctions vitales à un point remarquable, et devient ainsi l'origine du changement considérable et universel qui se manifeste d'une façon si évidente, dans le sang et dans tous les mouvemens organiques. En effet, tandis que, par la respiration, l'oxigène de l'air atmosphérique est entraîné dans le sang, et que l'acide carbonique en est séparé par un travail encore inconnu, les modifications les plus graves s'opèrent dans ce fluide, surtout par rapport à la qualité et à la circulation. Cette transformation étend, toutes proportions gardées, son influence sur chacune des autres fonctions. Dès ce moment, toute l'activité organique, en masse, semble élevée à un point extrême, et elle monte dans tous ses rapports mutuels, quant à la métamorphose organique, au plus puissant degré d'intensité.

Le sang artériel, en raison de son oxigénation, change la couleur foncée qu'il affectait antérieurement à la naissance, contre une nuance rouge-vermeil; il gagne par là des propriétés beaucoup plus vivifiantes et plus excitantes, et l'activité de formation ou la tendance plastique progresse dans la même mesure. De cette cause, dérivent inévitablement les conséquences les plus sérieuses. Ainsi, le principe fondamental de toute vie organique, celui qui, par là même, prédomine, dans l'organisme de l'enfant, la vie végétative en un mot, dépend en majeure partie de cette combinaison. Le cours progressif de l'organisation, ou l'acte destiné à changer les liquides en solides, par conséquent le sang en chair, ne reconnaît également pas d'autre source. C'est pourquoi la transformation des substances devient générale et plus énergique.

L'influence fortement vivifiante que l'air atmosphérique exerce sur tous les êtres organisés ne peut être attribuée uniquement à l'oxigène qu'il contient; sa vertu électrique doit être mise aussi en ligne de compte. L'action de l'électricité est pour le système nerveux du même intérêt que celle de l'oxigène pour le système artériel.

Par la raison même que l'air extérieur est

l'un des agens les plus considérables et les plus nécessaires pour l'entretien de la vie, il peut, sous la pression de circonstances contraires, déterminer des éventualités plus ou moins désastreuses pour l'activité générale de l'économie humaine. Le corps et en particulier les poumons d'un nouveau-né sont immédiatement soumis à cet agent irritant, nouveau pour eux, et ils deviendraient subitement malades, si la nature n'avait su les protéger d'une manière toute spéciale. En effet, pour adoucir l'irritation, sollicitée par l'inspiration de l'air, et rendre moins impressionnable l'organe qui le pompe, la nature a donné à l'appareil respiratoire, en général, au début de la première période de la vie, un modique degré de développement. Elle a placé ainsi la sensibilité de cet appareil dans des limites qui lui permettent de résister mieux et sans secousse à cet agent irritant encore étranger et à d'autres de même espèce. Au contraire, elle a fait dominer l'activité organique dans les parties moins vulnérables, et surtout dans les organes de la nutrition. De là résulte que, chez le nouveau-né, les poumons avec leurs dépendances, telles que la trachée-artère, etc., [1] sont loin encore d'être

(1) Tronc commun des conduits aériens.

complètement formés, et qu'ils ont proportionnellement bien peu de développement; tandis que le foie et les autres viscères qui servent à l'acte de la chylification ([1]) et de l'assimilation ([2]) se distinguent par leur volume, la richesse de leurs vaisseaux et surtout par leur haut degré d'activité. Ce mécanisme si simple sert à détourner les périls auxquels est en butte l'appareil respiratoire, par suite de sa situation particulière, de la part des influences atmosphériques extérieures. Il offre, d'un autre côté, le notable avantage que, par cette disposition, les organes de la nutrition sont dominés par une force et une activité plus intenses, et qu'ainsi toute latitude est laissée à la progression organique de la conformation plastique et à l'accroissement de l'organisme de l'enfant, pour se développer avec plus de rapidité et de vigueur.

([1]) Elaboration qui a pour résultat la formation et la circulation du chyle, fluide qui a été séparé des alimens, pendant l'acte de la digestion, et que les vaisseaux absorbans, dits chylifères, pompent à la surface de l'intestin grêle, et portent dans le sang pour servir à sa formation.

([2]) Action commune à tous les êtres organisés, et en vertu de laquelle ils transforment en leur propre substance les matières dont ils se nourrissent.

Dans ces conditions, l'organisme d'un nouveau-né est plus apte à tolérer les influences qui l'assiègent et avec lesquelles il faut qu'il se familiarise insensiblement. Il peut aussi respirer sans danger immédiat l'air extérieur, quand sa température n'est pas trop basse. Seulement, le but général ne serait pas encore intégralement atteint par ces dispositions, s'il ne s'y joignait pas un procédé complémentaire. En effet, d'un côté, les poumons présentent une trop petite surface pour qu'en aspirant, ils avalent une suffisante masse d'air vital ou d'oxigène, quelque importante, du reste, et indispensable que l'inspiration de cet air soit pour le sang, dès que l'enfant se trouve livré à lui-même. D'un autre côté, ils sont encore trop faibles et trop inhabiles pour se dilater complètement en respirant, ce qui fait que, pour la plupart, ils ne sont pas d'abord entièrement traversés par l'air, et que l'acte respiratoire ne peut ordinairement s'effectuer, d'une manière parfaite, qu'après l'intervalle de quelques jours. Par suite de cette imperfection de l'appareil respiratoire, il ne pourrait, au moyen de l'inspiration, absorber autant d'oxigène, qu'un plus haut degré de vie l'exige absolument. Non seulement, la formation et la mixtion du sang, mais aussi la nutrition et surtout la transformation des substances n'auraient lieu que d'une manière très défectueuse. Ajoutons à cela que le mouvement respiratoire, ainsi que l'ingestion de l'oxigène sont d'autant plus restreints et rendus plus pénibles, que la cavité de la poitrine est de dimensions fort étroites et moins capable de se dilater; ce qui sollicite la coopération des muscles de l'abdomen, si active durant le jeu de la respiration, que le nourrisson semble ne respirer qu'avec le ventre.

Mais comme, sous de telles conditions, l'organisme serait trop pauvre en oxigène, et que l'enfant serait condamné à traîner une existence chétive et langoureuse, la nature a donné à l'enveloppe extérieure de la peau une disposition telle, que celle-ci, en raison de sa force attractive extraordinairement susceptible, fournisse aux poumons une annexe complémentaire pour le travail de l'oxigénation. Elle contribue ainsi à opérer ce que les poumons ne seraient pas en état de faire seuls, à cause de leur expansion encore insuffisante. C'est à cette fin que paraissent surtout être destinées les ouvertures si considérables de l'organe de la peau. Toutefois, quelque grande que soit la force attractive de la peau, elle ne pourrait s'emparer d'une aussi copieuse quantité d'oxigène que les poumons, s'ils avaient atteint leur développement intégral. Les poumons sont, à cause de leur structure et de leur office spécial, beaucoup plus aptes à l'accomplissement de cette fonction. Puis, il ne faut pas oublier ici que l'oxigène, que les poumons absorbent, doit agir d'une façon beaucoup plus énergique et plus vivifiante sur la masse du sang en général, parce qu'au moyen de leur intermédiaire, il arrive en contact plus immédiat avec un nombre plus multiplié de vaisseaux. Cet arrangement est tout-à-fait dans les desseins de la nature ; car, par suite de la disposition indiquée plus haut, l'enfant ne prend que la quantité d'oxigène dont il a nécessairement besoin pour l'entretien et le développement de son organisme. Comme cette dose d'oxigène qu'il inspire, est proportionnellement moindre que chez les adultes, il s'ensuit aussi que l'action de calorification [1] et la progression de son développement sont beaucoup plus modérées. Le caractère de la vie plastique, qui distingue l'organisation de l'enfant, gagne par là son entière signification, qui n'existerait forcément pas

[1] Mot par lequel on exprime le dégagement de calorique qui s'opère dans l'économie animale.

dans le cas opposé. Cette combinaison ne sert pas seulement à imprimer à l'existence du nouveau-né un cachet tout spécial; elle la protége aussi contre une foule de maladies. Un procédé contraire serait absolument désavantageux à la destination primordiale de l'organisme de l'enfant et à ses fins particulières. Car plus est intense l'action de calorification, qui se tient toujours dans un étroit équilibre avec la préhension de l'oxigène, et plus l'activité vitale surtout semble vivement excitée, plus est grande la vulnérabilité et la possibilité d'une prompte destruction de tout l'organisme. Ces conditions, chez l'enfant, ne seraient nullement dans la tendance de la nature; elles deviendraient même, sous certains points de vue, très embarrassantes, et, par conséquent, le but de la vie se trouverait tout-à-fait manqué.

Ceci posé, il en résulte que l'appareil respiratoire est doué d'un très médiocre degré de développement, tandis que le tube intestinal est, en proportion, non seulement beaucoup plus long et plus riche en vaisseaux, mais que, dans tout son parcours, il est aussi pourvu d'une activité beaucoup plus vive. A cette activité, semblent spécialement concourir encore l'étendue si restreinte de la cavité de la poitrine, et ce qui en dépend, la dilatation démesurée des muscles du ventre durant les phénomènes de la respiration. C'est par ce motif également que, dans l'acte respiratoire, les muscles de la poitrine sont moins actifs que ceux de l'abdomen. Quant aux organes du bas-ventre en particulier, le foie, chez le nouveau-né, est celui qui est le plus complètement formé et par là même le plus actif, comme effectivement cela doit être. L'estomac, au contraire, est d'un petit volume, et ses parois sont fort minces ; les intestins figurent un canal extrêmement prolongé, mais étroit, dont la couleur, la contexture et l'épaisseur sont égales partout, en même temps qu'il se distingue par le nombre infini de ses vaisseaux. Du reste, dans l'un et l'autre de ces organes, les fibres musculaires sont si peu développées, qu'ils ne peuvent produire que de minimes contractions, ce qui fait aussi que le mouvement péristaltique ou lombrical [1] des intestins ne s'effectue pas encore au degré exigé par une forte digestion. Par suite, les glandes abdominales, ainsi que les glandes salivaires dans la cavité de la bouche, n'ont encore qu'un

---

[1] Mouvement par lequel les intestins se contractent pour favoriser l'acte de la digestion.

développement très peu prononcé, et, durant les premières semaines de la vie, elles ne jouissent pas encore du don de sécréter un liquide capable de décomposer ou de dissoudre les alimens de la même manière que chez les adultes. Le suc gastrique que sécrètent les parois de l'estomac, ressemble aussi plutôt à un mucilage, ce qui le rend également impropre à décomposer les substances alimentaires qui demandent une élaboration ou digestion, pour rendre abordables, les instrumens de l'assimilation Mais ce défaut de force digestive est un peu contrebalancé par l'action du foie qui, stimulé par la présence irritante de la bile qu'il sécrète en très grande dose, sollicite ou augmente les contractions des intestins exigibles pour l'expulsion de leur contenu. Il amène essentiellement par là le transport des substances nutritives dans l'appareil absorbant, ainsi que les évacuations des intestins.

D'après tout ce que nous venons d'énoncer, on conçoit aisément que l'enfant ne possède aucune des propriétés indispensables à la digestion, et que, conformément à sa nature, il ne peut élaborer, comme il convient, des alimens solides. Car, nous l'avons démontré plus haut, son organisme est privé, dans le premier temps de sa vie, de la salive, à cause du développement encore inachevé des glandes salivaires. Par conséquent, la faculté d'humecter suffisamment les matières alimentaires solides au moyen de ce fluide, lui manque tout-à-fait. Les dents aussi et la fonction de la mastication lui sont inconnus. On voit évidemment par là que, l'enfant ne pouvant ni mâcher ni humecter les alimens, son organisme n'a pas été destiné à exécuter le travail de la digestion, et qu'il n'est nullement propre à remplir cet office. Serait-il même muni de tous les accessoires nécessaires tant à la mastication qu'à l'humectation des alimens solides, que nonobstant il ne serait pas encore en état de se livrer à l'acte d'une forte digestion. L'estomac, à cause de sa petitesse extrême, de la finesse de ses parois et de la formation encore très imparfaite de ses fibres musculaires, ne peut recevoir qu'une faible nourriture. Pour élaborer cette légère quantité d'alimens et l'expulser, il lui manque les contractions nécessaires, et spécialement la force dissolvante d'un bon suc gastrique. La digestion serait encore rendue plus pénible par l'absence du suc des glandes abdominales, et par ce fait que les intestins, tant en raison de leur petit volume qu'à cause de leur suprême délicatesse, sont incapables d'opposer la résistance voulue, ce qui leur interdit entièrement le pouvoir de préparer un chyle convenablement généreux.

Ainsi, pendant que la force digestive fait défaut à l'enfant, nous lui reconnaissons néanmoins la faculté d'absorber des matières nutritives et de se les approprier, ou autrement dit, nous voyons l'activité de l'assimilation prédominer en lui au plus haut point. C'est pour cela que la surface intérieure de l'intestin grêle [1] est parsemée en si riche abondance de vaisseaux absorbans, dont le nombre autant que le prolongement considérable du canal intestinal, prouve clairement le soin scrupuleux que la nature a pris de l'office de la nutrition. La nature n'a tendu positivement ici qu'à nourrir l'enfant sans une dépense particulière de force. Aussi a-t-elle indiqué le lait maternel comme la substance nutritive de l'assimilation la plus aisée. Les vaisseaux chylifères si nombreux sont appelés à l'absorber et à l'approprier au corps; et afin de donner son entier développement à la progression de la nutrition, les intestins doivent offrir l'arrangement mentionné plus haut. La

[1] L'intestin grêle forme à lui seul les quatre cinquièmes du canal intestinal.

nutrition de l'enfant qui vient de naître a lieu pendant long-temps encore de la même manière qu'elle affectait, pendant que l'œuf ou le fœtus vivait dans l'utérus (1). Pour procurer au nouveau-né la même nourriture que celle qu'il avait avant son arrivée au monde, la nature a imaginé ce procédé si ingénieux de conduire dans les mamelles la substance laiteuse, qui, précédemment, entourait l'enfant dans les flancs de sa mère, au moyen de cette surexcitation de l'activité de la peau, qui, chez la femme, succède toujours à l'accouchement. Mais il s'entend de soi-même que, pour la réalisation de ce plan, il est besoin encore d'une disposition toute particulière, que nous ne pouvons que signaler ici, tant du côté de la mère que de celui de l'enfant.

Une chose digne de remarque, c'est que le nouveau-né n'a pas faim, et qu'il n'a que soif. Le besoin de matières alimentaires, qui doivent être d'abord élaborées, lui est tout-à-fait inconnu; il n'éprouve de désir que pour les liquides. L'opinion que nous avançons est dé-

(1) Organe destiné, dans l'appareil générateur de la femme, à contenir le produit de la conception, depuis la fécondation jusqu'à la naissance.

montrée par le sentiment de sécheresse de la bouche et de sa cavité, et par le mouvement de succion des lèvres. Ajoutons pour preuve capitale que, si la satisfaction de ce besoin tarde trop long-temps, la voix devient bientôt rauque et enrouée. Mais cet enrouement disparaît, dès qu'on a donné le lait à l'enfant. La justesse de l'observation précédente apparaît encore plus claire, si nous jetons un regard en arrière sur la structure particulière et les dispositions spéciales du tube intestinal. Le défaut de réaction de l'estomac et des intestins doit être la cause première de ce phénomène, puisque d'elle dépendent les différens symptômes du besoin de nourriture et de boisson, comme nous le constatons dans diverses maladies, même chez les adultes. D'après ces considérations, il doit rester manifeste pour chacun, que l'on agit absolument contre les intentions de la nature et au préjudice de l'enfant, quand on le nourrit avec des petits pains, des pâtisseries et autres objets semblables.

Le désir instinctif de son aliment naturel revient chez le nouveau-né plus fréquemment que chez un enfant plus âgé. Au bout de deux à trois heures, il témoigne qu'il a soif de nouveau, et il se calme quand on l'approche du sein. Quelquefois, néanmoins, il dort pendant quatre ou cinq heures consécutives, et il ne boit pas durant tout cet intervalle. Il passe ainsi plusieurs jours et plusieurs semaines. Plus il prend souvent sa nourriture, plus aussi ses déjections sont multipliées. C'est pourquoi celles-ci ne peuvent être déclarées louables et satisfaisantes que, lorsque dans l'espace de vingt-quatre heures, il a trois, quatre, cinq, jusqu'à six évacuations. Elles sont, au contraire, toujours anormales, lorsque, pendant ce laps de temps, il n'évacue qu'une fois ou point du tout, et la cause en est fréquemment dans la mauvaise qualité du lait ou dans les erreurs commises par les parens, sous le rapport hygiénique.

Durant les premiers jours qui suivent sa naissance, l'enfant rend des matières vertes ou d'un brun noirâtre, que l'on nomme *méconium*. Naguère, on avait la fausse opinion que ces matières étaient une masse nuisible, ce qui entretenait ce préjugé qu'il fallait les chasser au moyen d'un purgatif. On s'imaginait également que le premier lait de la mère—*colostrum*—possédait des vertus laxatives, et qu'il était destiné à rejeter cette masse hors du corps. Mais ces deux opinions sont aussi inexactes qu'erronées. Le méconium, que l'on considérait et que l'on considère encore aujourd'hui comme préjudiciable, n'est autre chose que la bile qui s'est amassée dans le gros intestin (1) du fœtus, durant son séjour dans l'utérus. Dès que l'enfant, après sa naissance, a sucé le premier lait de sa mère, le tube intestinal se trouve livré à une activité plus grande. Le mouvement péristaltique est excité et augmenté. De là, l'évacuation de la bile agglomérée dans l'intestin. Sitôt que son expulsion est achevée, ordinairement à dater du troisième ou quatrième jour, les excrémens deviennent jaunes et moins consistans. Ces déjections répandent d'habitude une odeur de lait aigre. Elles prennent plus tard l'aspect de la substance caséeuse du lait caillé, ce qui dénote que cette substance, c'est-à-dire le caillot du lait, n'est pas complètement digérée. Si les excrétions de la bile ou du foie sont plus copieuses, les selles sont fréquemment verdâtres, ce qui dévie déjà des intentions de la nature.

Il arrive assez souvent que l'enfant, lorsqu'il a bu son lait, le vomisse de nouveau. Ces vomissemens ont lieu, dans la plupart des cas,

(1) Le gros intestin est beaucoup moins long que l'intestin grêle.

brusquement et sans être précédés de malaise; il ne reste également après, ni fatigue ni douleur. La cause en est d'ordinaire dans un excès de boisson, comme cela peut aisément survenir, quand les seins sont trop pleins. Quelquefois aussi ils proviennent d'une mauvaise situation de l'enfant, d'un faux mouvement qui lui est imprimé, d'une pression trop forte exercée contre l'estomac, etc. Cet accident surgit le plus communément, quand, après l'avoir fait téter, on couche l'enfant la tête trop basse, ou bien quand, après s'être souillé et qu'il veut être nettoyé, il élève trop haut les jambes. Du reste, lorsque le vomissement se déclare sitôt après l'allaitement, le lait n'a encore subi qu'une légère transformation. Mais s'il se montre long-temps après, ce fluide revient alors caillé et sous l'apparence de fromage mou. Dans ce cas, le lait a déjà passé par le changement qu'il éprouve, quand il a été long-temps exposé à l'air atmosphérique.

La formation des gaz a lieu également dans le canal intestinal chez l'enfant à la mamelle. Ces gaz sont plutôt le produit de l'air qui se décompose spontanément, que d'une force digestive spéciale du canal intestinal, et ils répandent, par l'accomplissement régulier des fonctions de ce canal, la seule odeur du lait aigre, mélangée à celle qu'exhalent par elles-mêmes les parties animales échauffées. Mais si les ventosités du nourrisson signalent une odeur fétide, alcaline ou piquante, on peut admettre avec certitude que le tube intestinal ou l'un de ses viscères adjuvans, est dérangé de son état normal sous quelqu'un de ses rapports, ce qui est également indubitable, quand les intestins sont dilatés par une trop grande masse d'air, qui cause en eux un bruit inaccoutumé, appelé *borborygme*.

Pour nourrir l'enfant selon les volontés de la nature, on ne lui donne, à moins de circonstances à part, pendant les six ou neuf premiers mois, que le lait de sa mère, et seulement peu à peu une alimentation plus consistante. Si l'on joint à ces précautions les soins hygiéniques convenables, on voit alors tous les organes qui, au commencement, ne présentaient qu'une conformation et un développement médiocres, acquérir le degré nécessaire d'expansion et de force. Les organes de la digestion et de l'assimilation, par suite de l'habitude et plus encore d'une bonne nutrition, deviennent plus robustes et plus aptes à l'accomplissement des fonctions qui leur sont assignées. Les glandes salivaires aussi commencent, au troisième ou quatrième mois après la naissance, à sécréter insensiblement la salive, et à l'excréter vers le neuvième ou le dixième, en très riche quantité, quoique la qualité laisse encore beaucoup à désirer. A la même époque, parfois aussi plus tôt ou plus tard, les premières dents se montrent à la mâchoire inférieure, postérieurement avec de rares exceptions à la mâchoire supérieure, et toujours sans perturbation ni danger, quand l'enfant, par héritage ou un régime vicieux, ne couve pas en lui un germe morbide. Mais les quatre, six ou huit premières dents ne suffisent cependant pas encore, pour que l'enfant puisse entreprendre déjà l'office de la mastication. A mesure que les organes sécréteurs de la salive et ceux de la mastication s'épanouissent, pour atteindre graduellement leur but, la digestion acquiert aussi plus d'énergie, quoiqu'elle se maintienne encore faible et incomplète, pendant un laps de temps plus ou moins long. De là, ce résultat que, dans les premières années de la vie, la formation du chyme [1] et du chyle est souvent

[1] Sorte de bouillie demi-fluide, formée par la masse alimentaire, lorsqu'elle a subi dans l'estomac un premier degré d'élaboration.

troublée chez les enfans; qu'elle est dominée par l'action chimique de la fermentation et de la putréfaction, et qu'ils souffrent fréquemment par suite de la formation de gaz et d'acides, avec accompagnement de bruit et de piqûre dans le canal intestinal. Quand l'élaboration et la décomposition ne s'effectuent pas dans la proportion voulue, on voit aussi surgir ordinairement maintes conséquences terribles du vice de la nutrition, telles que les scrophules, le mal de Pott, l'hydrocéphale, le spina-ventosa, etc.

C'est à ce moment que tous les autres organes arrivent ensemble à leur conformation indispensable. Les reins et la rate, qui, de prime-abord, n'étaient encore que très imparfaitement développés, gagnent en volume autant qu'en consistance et en vigueur Ils deviennent ainsi plus solides et plus habiles à exécuter le travail auquel ils sont appelés. La cavité de la poitrine se bombe davantage, prend une plus large expansion, et les organes de la respiration qu'elle protége, revêtent, en même temps, une conformation plus marquée.

Ainsi, la respiration devient maintenant beaucoup plus forte qu'au début, et l'action de l'oxigénation du sang plus parfaite. Cependant le larynx (¹) et la trachée-artère conservent encore quelque temps un médiocre degré de conformation, et ils ne se complètent insensiblement que lorsque l'enfant commence à parler. Néanmoins, ce n'est qu'après plusieurs années, et même lorsque l'enfant parle déjà depuis long-temps, qu'ils parviennent à leur entier épanouissement, cause qui, pendant les six ou huit premières années, expose l'enfant à des maladies diverses et souvent mortelles de l'appareil respiratoire.

L'activité du cerveau, qui sommeille encore tout-à-fait durant les premières semaines de la vie, s'éveille après cette époque, et se révèle surtout par ce symptôme, que le nouveau-né ouvre plus souvent les yeux pour les fixer plus particulièrement sur des points lumineux. Cette circonstance repose également dans les vues de la nature. Elle a voulu que l'enfant ne s'habituât qu'insensiblement aux impressions qu'il reçoit du dehors. Pendant ces premières semaines, il est encore entièrement privé de la possibilité de percevoir les impressions extérieures, et celles-ci, même lorsqu'elles sont inévitables, comme

(¹) Organe qui forme le commencement des voies aériennes.

l'action de la lumière par exemple, peuvent dès-lors ne pas déterminer les préjudices dont il deviendrait forcément victime, si, du moment de sa naissance, il était doué de la faculté de les ressentir.

Avant de clore ce chapitre, nous ajouterons encore quelques mots sur le système urinaire et ses fonctions. Pendant les premiers mois, les reins ainsi que la vessie sont encore fort peu développés. Dans le principe, la vessie dont la forme est cylindrique, et dont les parois offrent une grande dureté, est si petite qu'elle peut à peine contenir quinze grammes d'une urine qui a la transparence de l'eau, et n'exhale aucune odeur alcaline. Mais, après que l'enfant a commencé à se nourrir du lait maternel, la quantité de l'urine augmente dans des proportions considérables. L'enfant éprouve fort souvent le besoin de l'évacuer. Ce n'est qu'au bout de plusieurs mois, cinq à sept, que sa qualité se modifie, en prenant une teinte jaunâtre et en se chargeant, à un léger degré, de l'odeur particulière à ce fluide. Au reste, l'excrétion de l'urine est le plus souvent en juste équilibre avec le lait qui a été sucé. Avec une quantité moyenne de lait, la vessie du nourrisson se vide en vingt-quatre heures, six, huit et jusqu'à dix fois; et, sous l'influence d'une plus grande quantité, douze jusqu'à seize fois dans le même intervalle. Si le nombre des évacuations de l'urine, sous les conditions établies, n'est pas aussi considérable, on peut en déduire, sans crainte de se tromper, qu'il y a état maladif. Dans la plupart des cas de cette espèce, on voit poindre sur la superficie de la peau de grosses ampoules jaunâtres, qui disparaissent bientôt en même temps que les émissions de l'urine redeviennent plus fréquentes.

D'après ce court aperçu physiologique de l'organisme de l'enfant, on comprend qu'un nourrisson, par suite de sa conformation encore incomplète, exige un tout autre régime qu'un adulte, et que les torts qu'on lui cause sont d'autant plus homicides, qu'ils proviennent nécessairement d'une hygiène plus mal entendue. Dans la conformation inachevée que révèlent beaucoup d'organes chez le nouveau-né, gît, sous certaines conditions nuisibles, la source de nombreuses infirmités. Pour les tenir éloignées, pour les éviter, l'attention la plus persévérante est toujours indispensable chez une mère tendre et intelligente. Mais quand une mère, par pure obstination, s'attache à une conduite insensée, elle s'expose aux justes reproches de ses enfans qui sont redevables à son imprudence de la perte de leur santé et de leur étiolement. Il en est de même de celle qui, par un laisser-aller impardonnable ou dans la fausse conviction qu'elle leur fait du bien, en les portant tout le jour sur les genoux et en les gorgeant de gâteaux et de sucre, méconnaît ce qui est seul bon et vraiment utile. Afin d'indiquer aux parens éclairés qui pensent sérieusement à la santé présente et future des êtres qui leur doivent l'existence, ce qu'ils ont réellement à faire pour l'éducation physique d'un enfant, nous allons, dans les pages suivantes, traduire, en peu de mots, les règles écrites dans le livre de la nature.

II.

Hygiène de l'Enfant nouveau-né.

Quand le moment approche où l'enfant va venir au monde, on prépare les langes et les maillots nécessaires, en ayant soin de les chauffer au préalable. On purifie et on renouvelle l'air de la chambre, dont la température doit être d'environ vingt-sept degrés réaumur. C'est à la personne chargée de l'accouchement à se pourvoir des autres accessoires, dont on a besoin pour telle ou telle conjoncture heureuse ou contraire qui peut se présenter. L'enfant habitué à la chaleur pendant son séjour dans l'enveloppe maternelle, en exige actuellement aussi un certain degré. S'il en était privé, il tomberait plus ou moins malade, ce qui peut survenir d'une manière presque subite. Sa bouche est-elle obstruée par des glaires, on l'en débarrasse en y introduisant un doigt, et sitôt qu'il a fait quelques fortes inspirations, on noue solidement le cordon ombilical à dix ou quinze centimètres de l'abdomen. Puis, on coupe le cordon avec des ciseaux, et, après un bain général, on l'entoure d'une petite compresse en toile fine, graissée de beurre ou d'huile; mais on doit bien se garder de le froisser ou de le tirailler, parce qu'une pareille manœuvre détermine facilement une inflammation de la région ombilicale.

Immédiatement après sa naissance, on plonge l'enfant dans un bain d'eau tiède, pour détacher de la peau la substance épaisse ou caséeuse qui la recouvre. Le moyen le plus efficace, pour le succès de cette opération, est d'enduire préalablement la peau de graisse ou de beurre frais. Le bain peut être prolongé pendant un bon quart-d'heure. Au reste, on emploie, autant que possible, une eau courante bien pure, et si elle contenait des substances étrangères, telles que de la terre, du savon, etc., on s'abstiendra de s'en servir pour laver les yeux du nouveau-né. On s'attachera surtout, avec l'attention la plus minutieuse, à préserver les yeux de toute irritation mécanique ou chimique, car, faute de cette précaution, il s'établit aisément une ophtalmie dangereuse. On évitera, par le même motif, les frictions avec une éponge ou avec les doigts. Le corps d'un nouveau-né étant extrêmement sensible au froid, il est de toute urgence qu'il soit aussi vite que possible enveloppé dans des langes et des maillots bien chauds. Le moindre refroidissement produit une très vive impression sur l'organisme de l'enfant, et amène parfois des accidens fâcheux. Sa conséquence la plus commune est la jaunisse, qui se développe souvent dans l'espace de quelques minutes, de telle sorte que les personnes qui en ignorent l'origine, considèrent son apparition comme quelque chose de régulier.

Quant à ce qui concerne l'habillement et l'emmaillottement du nourrisson en particulier, on doit prendre garde de gêner les régions de la poitrine et du ventre, ainsi que les mouvemens des bras et des jambes. Nous avons vu dans le chapitre précédent que la respiration chez lui s'opère déjà avec un peu de difficulté et d'effort, et que, dans cette fonction, il est puissamment aidé par les muscles du ventre, circonstance dont la plupart des personnes ne tiennent aucun compte, et qui ne les empêche pas de serrer et de comprimer le plus possible des parties, dont toute l'action se trouve ainsi paralysée. Par l'application d'une bande, on a surtout en vue d'écarter la production d'une hernie de l'ombilic. On choisira donc, à cet effet, un bandage de corps qui, dans sa longueur, comprend toute la circonférence de l'abdomen et qui en recouvre parfaitement la surface entière. Des bandes étroites, même quand elles sont à deux chefs, ne valent absolument rien, par ce motif capital qu'elles serrent trop fortement le ventre, et qu'elles rendent la respiration trop pénible. D'ailleurs, elles glissent aisément en bas des hanches, et n'offrent pas la garantie nécessaire contre une hernie ombilicale.

Tout ce qui peut occasionner une trop forte compression, ou un obstacle à la libre circulation du sang, doit donc être rejeté, et avec d'autant plus de soin que les parties isolées de l'organisme de l'enfant se montrent moins développées, et que la progression de sa conformation s'annonce plus vigoureuse. Ainsi, les vêtemens étroits seront sévèrement proscrits, de même que les bandes, les mouchoirs et autres objets qui, en causant une constriction ou un serrement quelconque, entravent le jeu des mouvemens organiques. La moindre résistance que le système vasculaire rencontre au-dehors, lui devient très difficile à surmonter, parce que, dans les premiers mois, il ne possède pas encore le degré d'énergie voulu.

L'enfant, que son séjour dans l'utérus a déjà habitué à une haute chaleur, est extrêmement impressionnable à l'air froid. Comme il ne peut s'y accoutumer qu'insensiblement, il ne doit pas être exposé à une trop basse température, au moins durant les premiers temps de son existence. La chaleur la plus convenable est celle de seize à vingt degrés réaumur. Un air plus froid n'est pas favorable à l'inspiration; il peut aisément engendrer de grands dommages, et même des périls pour la vie. Les maladies qui en dérivent, sont celles que le refroidissement et la difficulté de la transformation des subtances ont surtout pour résultats. L'air doit aussi être pur, autant que possible, et dégagé de tous les corps étrangers qui provoquent l'irritation des poumons.

On prêtera également l'attention la plus prévoyante à la marche régulière des fonctions du canal intestinal. Par une équitable appréciation de leur état, on reconnaît bien vite que, chez le nouveau-né, le travail de l'assimilation et les évacuations alvines ne peuvent se produire d'une manière efficace que quand il ne reçoit pour nourriture que celle que la nature lui a destinée. Cette substance alimentaire consiste uniquement dans le lait. Un lait bien élaboré convient seul au rouage particulier du canal intestinal de l'enfant, et il est, par conséquent, le plus propre à être assimilé; car nous avons déjà vu plus haut qu'ici la structure de ce canal est telle, qu'elle rend absolument impossible l'acte d'une véritable digestion. Si donc nous voulons, ainsi que la nature le commande, stimuler avec énergie la fonction de la nutrition, ou du moins ne pas lui porter obstacle, et ne pas livrer fatalement dans l'avenir nos enfans en proie à toute sorte d'infirmités, c'est à nous de ne pas dédaigner les prescriptions de la nature, dont l'accomplissement conduit seul à la terminaison désirable.

De tout ce que nous avons énoncé jusqu'à présent, il ressort d'une façon incontestable que le lait maternel est doué de propriétés aussi vivifiantes que nutritives pour le nouveau-né; que, grâce à la coopération du foie, il imprime au tube intestinal une activité plus intense et qu'il excite à un haut point les évacuations du ventre et celles de la vessie. Nous savons qu'il n'est rien moins que laxatif, et qu'il favorise simplement la transformation des substances dans tous ses rapports, par la raison qu'il n'enraie en rien l'activité organique. Ces évacuations ont également lieu quand l'enfant tète une nourrice qui a déjà allaité précédemment, preuve évidente que le lait de la mère ou de la nourrice est ce qui vaut le mieux pour lui. Les autres alimens, au contraire, lui causent ordinairement tôt au tard de sérieux préjudices. Dans cette catégorie d'alimens, il faut ranger principalement les biscuits, les pâtisseries, le sirop de rhubarbe, l'eau de fenouil et autres infusions, de même que le lait des animaux, surtout lorsqu'il est très gras, qu'on n'en a pas retiré la crême et qu'il a été négligemment conservé. Toutes ces substances apportent à l'activité organique de l'enfant une gêne remarquable. Si, dans les premiers jours, les seins ne contiennent pas encore assez de lait, il est bien plus sage, il est même urgent de faire avaler de temps à autre à l'enfant quelques petites cuillerées d'eau tiède pure, afin d'apaiser sa soif et la sécheresse de sa bouche. C'est ce dont il se trouvera toujours le mieux.

Quoique cette méthode soit fondée sur les lois de la nature, qu'elle soit la plus logique et la plus prudente, cependant l'inintelligence de ceux dont le principal devoir serait de s'y conformer, oppose généralement une forte barrière à son adoption. La plupart des mères et des gardes, en raison de leurs connaissances limitées, ne sont pas en état de comprendre que, par cette simplicité, on réalise plus sûrement son but; que rien, mieux que le lait maternel, n'est capable de nourrir vigoureusement un enfant, de conserver et d'augmenter sa plénitude vitale naturelle, et de maintenir son corps plus sain, plus durable et mieux garanti contre une foule de maux. Elles sont souvent aussi inhabiles à concevoir cette vérité, que la vieille accoucheuse qui porte dans sa poche une recette contre chaque plainte. Elles croient, au contraire, que l'enfant doit mourir de faim, si on ne lui donne les mêmes alimens que ceux dont se sert habituellement un adulte. Toutes celles que ce préjugé emprisonne, obéissent plus volontiers à la routine de leurs aïeules, qu'aux bons avis d'un médecin éclairé. Elles s'imaginent complaire à leur enfant en lui administrant des gâteaux, du sucre, du café, du thé et autres préparations de cette espèce, quoique les organes du goût chez le nourrisson ne soient pas de longtemps encore assez développés, pour discerner ce qui est amer de ce qui est doux, etc. Les conséquences ordinaires engendrées par l'emploi de ces divers objets, sont les aphtes, dont l'apparition est des plus fréquentes : puis, la formation d'acides dans les voies de l'estomac, l'indigestion, la constipation et autres incommodités. Et si l'on poursuit ce régime, il se déclare aussi tôt ou tard un grand nombre de maladies opiniâtres, les scrophules, le mal de Pott, les affections vermineuses, et souvent l'hydrocéphale et le marasme. Dans les cas les moins défavorables, on jette au moins dans tout l'organisme le germe de ces altérations ou d'autres tout aussi désastreuses. Si de pareils résultats n'arrêtaient pas les mères dans leur conduite téméraire, en ce qui touche l'éducation de leurs enfans, c'est qu'elles ne seraient que médiocrement pourvues de la tendresse qui caractérise toujours la femme d'une manière si remarquable.

Un fait non moins déplorable, comme déjà nous l'avons expliqué, c'est l'emploi de toutes les substances irritantes, telles que la rhubarbe, les infusions de camomille, de fenouil, de thé de Chine, etc., même quand on se trouve dans l'obligation de ne nourrir le nouveau-né qu'avec le lait de vache. L'organisme de l'enfant, à cause de sa délicatesse est absolument inapte à supporter sans danger l'action de ces substances, et elles doivent, par conséquent, être rejetées sous tous les rapports. On se figure généralement que, lorsque l'enfant est nourri avec le lait de vache, l'assimilation de cet aliment est exaltée par une addition de thé de fenouil, ou autre. Seulement, quand le breuvage n'est pas bien toléré, on attribue toujours cet effet à une toute autre cause qui ne saurait être combattue par l'influence de l'infusion qu'on a administrée. On choisit ordinairement, dans ce cas, le meilleur lait de vache, contenant encore toute sa crême ; mais le beurre qu'il renferme est encore si peu en état d'être digéré par l'estomac de l'enfant, et l'organe de l'assimilation est si difficilement abordable, que bientôt il doit en résulter des désordres notables dans les fonctions du tube intestinal. Si l'on affaiblit ce lait en y ajoutant de l'eau, comme on le pratique communément, on ne lui enlève pas pour cela sa graisse, et il rend la digestion tout aussi pénible que lorsqu'il n'a pas été mélangé. Il faut donc prendre, dans le cas où l'on est contraint d'avoir recours au lait de vache, celui qui est dégagé de toute sa crême et le moins dense. Un pareil lait, quoique peu compacte, contient toutes les matières qui sont réellement nutritives pour l'enfant, surtout une abondante quantité de sucre de lait, et encore, en général, il n'en renferme pas autant que celui de la mère, malgré que celui-ci paraisse beaucoup plus clair. La substance caséeuse, au contraire, sort des intestins sans avoir été digérée, et elle rendrait doublement laborieuses les fonctions du canal intestinal, si elle était encore mélangée avec un ingrédient aussi indigeste que le beurre. Mais si le lait affaibli de la vache semble salutaire au nouveau-né, il faut prendre soin cependant qu'il ne reste pas trop exposé à la libre influence de l'air atmosphérique. Dans cette condition, il a une trop grande propension à s'aigrir promptement, ce qui souvent est si peu sensible que nous nous en apercevons à peine. Aussi, on ne le conservera pas dans un pot de terre ou un vase de métal, mais dans une bouteille de verre hermétiquement close, et on le renouvellera deux fois par jour. Il est superflu de recommander de ne pas le faire bouillir ; chaque fois qu'on veut s'en servir, il suffit de le chauffer légèrement.

Toutefois, il est beaucoup plus désirable et plus avantageux que la mère puisse allaiter elle même son enfant. Elle éloigne ainsi le danger probable de maladies aiguës ou mortelles ; puis, l'office de la nutrition est meilleur et il est soumis à de moindres fatigues. Aussitôt qu'après l'accouchement, la mère s'est un peu rétablie, il donc est opportun d'approcher l'enfant de l'un des deux seins, quand bien même ils seraient encore totalement vides de lait. Car, lorsque ce fluide manque encore dans ces organes, il y est attiré par l'irritation vivifiante que détermine la succion, et sa sécrétion se fait alors plus copieuse, si, d'ailleurs, des circonstances particulières ne s'y opposent. Dans les cas où cela est tant soit peu possible, on présente de nouveau l'un des seins à l'enfant, dès qu'il manifeste le désir de boire. On l'accoutumera, dès le principe, à la régularité, et on ne laissera pas s'écouler deux heures avant de le remettre au sein; s'il dort plus long-temps, de trois à cinq heures, il s'entend de soi-même qu'on ne le réveillera pas pour le faire téter. Le repos de la mère dépend bien souvent des bonnes habitudes que l'on imprime à l'enfant au début de la vie. Quant à la quantité de lait que l'enfant doit boire, on ne peut, en réalité, établir à cet égard des règles fixes. Nous ne ferons qu'une seule observation, c'est que l'enfant, uniquement dirigé par l'instinct et le sentiment de ses besoins, n'en prend toujours que ce qui est nécessaire à son apaisement; il s'arrête, dès qu'il a satisfait sa soif, pour s'endormir de nouveau ou abandonner la mamelle.

L'allaitement ne se prolonge que jusqu'au moment où l'enfant a fait plusieurs dents, de huit à douze. On ne le suspend, selon les règles ordinaires, qu'entre le neuvième et le douzième mois, et, à cette époque aussi, les organes, qui appartiennent à la digestion et à l'assimilation, ont acquis le degré voulu de développement. La croissance des dents est toujours le signe le plus positif de la parfaite expansion de l'appareil, qui est destiné dans le tube intestinal à la digestion et à l'élaboration des sucs. Elle fournit aussi, par ce motif, la plus sûre indication pour le sevrage. Le sevrage, dans toute l'acception du mot, peut, dès lors, avoir lieu plus tôt ou plus tard, et il est plus rationnel d'y procéder dans une saison chaude que par un temps froid. On peut également remplacer dans ce moment le lait de la mère par un bon lait de vache. Le temps nécessaire pour le sevrage complet est de quatre à six semaines. La meilleure manière de l'effectuer est de donner tous les trois ou quatre jours, et dans l'intervalle de vingt-quatre heures, une fois de moins le sein à l'enfant, jusqu'à ce qu'il ne tête plus que deux ou une seule fois, et qu'on finisse par l'en priver tout-à-fait. Si l'on a recours à cette méthode, les organes de la digestion deviennent plus habiles et plus forts pour l'élaboration des autres alimens, et la mère ainsi que l'enfant en souffrent beaucoup moins. Au contraire, le brusque éloignement du nourrisson du sein de sa mère peut amener de fâcheuses conséquences de part et d'autre. Du côté de la mère, une trop grande masse de lait peut s'agglomérer dans les mamelles, et solliciter de vives douleurs, voire même une inflammation. Du côté de l'enfant, la transition subite à d'autres alimens peut causer dans les fonctions du canal intestinal des troubles graves et qui, par la suite, rendent extrêmement pénible le travail de la dentition.

Afin de ne porter à l'accroissement de l'enfant ni entrave, ni préjudice, on observera, en général, dans le choix des alimens et des boissons, la même simplicité que précédemment. Dès que l'enfant est tout-à-fait sevré, on lui prépare une nourriture qui approche le plus de la consistance du lait, ou qui du moins ne soit pas beaucoup plus épaisse. Le mieux est de se servir pour cet objet de pain blanc léger, ou de biscuits délayés dans l'eau bouillante, ou bien encore de gruau cuit avec de l'eau, en guise de potage, dont on lui administrera lentement une demi-tasse trois ou quatre fois par jour. On agit de même, avant que le nourrisson soit entièrement sevré. Au lieu d'eau, on peut également employer un bouillon très faible, maigre et médiocrement salé, mais toujours sous la forme de soupe. La consistance d'une bouillie rendrait la digestion trop malaisée, et engendrerait diverses maladies. On peut aussi, peu de temps avant le sevrage complet, avoir recours plusieurs fois dans les vingt-quatre heures, à un bon lait provenant d'une vache bien saine et débarrassé de toute sa crême. Après le sevrage, cet aliment, donné par intervalles, convient encore parfaitement.

Ainsi, lorsque le sevrage est terminé, on fait prendre de bonne heure à l'enfant, à peu près une tasse de lait de vache tiède; à midi, une soupe faite avec du bouillon maigre; plus tard, du lait; et le soir enfin, un potage préparé avec de l'eau, du lait ou du bouillon. Avec cette façon de procéder, l'enfant se trouvera toujours bien. S'il a soif hors de ces momens, on lui fera boire de l'eau de fontaine, qui vaut toujours mieux que la bière, etc. Au reste, le régime hygiénique de l'enfant doit être toujours le même un jour que l'autre. Qu'on ne croie pas que la diversité d'alimens soit préférable; au contraire, elle a le plus souvent des conséquences fatales. La frêle créature, uniquement limitée au besoin de manger et de boire, n'exige aussi rien autre chose que la satisfaction de sa faim et de sa soif.

S'il est physiquement impossible à la mère d'allaiter elle-même son enfant, trois voies lui sont ouvertes pour le sustenter jusqu'à l'apparition des dents : le lait d'une nourrice mercenaire, celui d'une chèvre ou l'emploi d'autres substances alimentaires.

Dans le cas d'impossibilité physique, l'allaitement par une nourrice à gages est toujours ce qu'il y a de plus naturel et de plus avantageux. Le choix d'une nourrice convenable n'est pas sans difficulté, et l'on doit toujours s'en référer à la décision du médecin. On reconnaît aisément à la santé de l'enfant, si le lait d'une nourrice lui plaît, et lui offre une alimentation suffisante. Du reste, ils se trompent beaucoup ceux qui pensent que l'enfant s'approprie avec le lait, les dispositions morales et le caractère de la nourrice, quoique les affections et les passions de cette dernière, surtout quand elles éclatent brusquement, exercent en réalité sur lui une influence très vive et très préjudiciable, et qu'elles puissent devenir ainsi l'origine de certaines maladies. Une nourrice, physiquement et moralement convenable, et qui se distingue par la bonté de son cœur, en même temps que par sa douceur et son humanité, mérite donc toutes les préférences.

Lorsqu'il y a nécessité d'élever un enfant sans le lait de sa mère ou celui d'une autre femme, on a proposé de dresser des chèvres à ce manége, parce qu'elles confient volontiers leurs trayons aux nourrissons humains. Mais le lait de chèvre étant beaucoup plus gras et plus indigeste que celui de vache, nous ne pouvons approuver cette méthode pourtant si répandue. Le lait de vache doit être préféré dans tous les cas, où l'enfant ne peut être allaité ni par sa mère ni par une nourrice, quoiqu'il soit loin de valoir celui de la femme, en finesse et en légèreté.

Pour faire humer le lait à l'enfant, on se sert d'une fiole en verre qui est garnie d'un goulot d'ivoire, surmonté d'un petit morceau d'éponge de la forme et de la grosseur d'un mamelon. On remplit la bouteille de lait, et, pour le réchauffer, on la plonge dans de l'eau tiède. Mais avant de s'en servir, l'éponge doit chaque fois être renouvelée, lavée et séchée, afin qu'il ne s'y ramasse point des substances sales et étrangères, pouvant déterminer la corruption du liquide qui la traverse. Il faut savoir aussi de combien de lait l'enfant a besoin pour son usage. C'est là une étude fort importante et qu'on ne doit pas dédaigner. Le meilleur renseignement à cet égard est fourni tant par les évacuations alvines que par celles de la vessie. Mais ce n'est pas seulement la quantité, c'est aussi la qualité de ces évacuations qu'il faut considérer, tout en dirigeant l'attention la plus soutenue sur l'état général de la santé. Si le lait est de bonne nature, pas trop gras et assez riche en matières nutritives, il convient ordinairement à l'enfant quand d'ailleurs celui-ci est bien portant. La déjection et le flux des urines, ainsi que la transformation des substances en masse, ont lieu aussi régulièrement que sous l'influence du lait de la mère ou de celui d'une nourrice. Avec l'accomplissement normal de ces fonctions, le perfectionnement des parties isolées et par suite l'accroissement du corps progressent inévitablement d'une manière favorable.

Ainsi, l'on n'accorde à l'enfant que l'usage unique du lait de vache, quand on peut se le procurer bon. L'on n'aborde d'autres alimens que plus tard et avec lenteur, lorsque le temps est venu de le sevrer, en suivant la marche que nous avons établie pour un enfant nourri au moyen du lait maternel. Avec le lait, l'aliment le plus préférable, sans contredit, à l'époque du sevrage, consiste dans un bon bouillon maigre, préparé avec un peu de pain blanc rassi ou de gruau, sous forme de potage, et administré deux fois par jour.

Mais quelquefois il est fort difficile de trouver du lait vraiment bon et supportable ; souvent aussi il est mélangé ou gâté, et d'autres conjonctures peuvent s'offrir qui mettent dans l'impossibilité de s'en assurer l'approvisionnement. On a songé à ces inconvéniens, et l'on a proposé, pour remplacer le lait, plusieurs succédanés dont nous allons mentionner les principaux. A cette classe, appartiennent le petit-lait, la dissolution de sucre de lait, l'eau de riz ou d'orge, la bouillie faite avec la farine, la décoction de salep, les panades de biscuits ou de mie de pain blanc. Les deux premiers, c'est-à-dire le petit-lait et la dissolution de sucre de lait, sont les meilleurs et les plus légers à digérer, quoique ni l'un ni l'autre ne possèdent assez de vertus nutritives pour suffire à l'alimentation d'un enfant. Quant aux autres, ils sont tous à repousser absolument, au moins durant les six premiers mois. Tous, ils gênent trop l'appareil de la digestion, tant à cause de la grande quantité d'amidon qu'ils contiennent, que par leur consistance trop épaisse. Ils empêchent presque entièrement l'office de la chylification et de l'assimilation, occasionnent des constipations opiniâtres, et donnent ainsi trop fréquemment naissance à des maladies rebelles et violentes. Rien ne peut mettre obstacle à ces perturbations, et, quand une fois elles ont éclaté, on ne les détruit dans la plupart des cas qu'au prix de labeurs immenses ; souvent même tous les efforts demeurent infructueux. En pareille occurrence, l'addition de substances irritantes, par exemple, d'aromates, d'infusions de fenouil, de camomille et autres, est absolument inutile. Elle augmente, au contraire, l'imminence du danger, et l'atténuation de ces bouillies, au moyen de l'eau ou du bouillon, n'est également pas suffisante pour les rendre plus abordables aux organes de l'assimilation, parce que le tube intestinal de l'enfant manque totalement de la force indispensable à leur élaboration. Ainsi, les substances tirées du règne végétal ne peuvent jamais remplacer, pour le nouveau-né, une substance nutritive animale, telle que le lait.

Aucune des préparations susdites ne mérite donc, à bon droit, d'être appelée un équivalent du lait. Cependant, il en existe une que nous croyons devoir citer : c'est celle qui, sans contredit, se rapproche le plus de ce fluide. Elle consiste dans le mélange d'un jaune d'œuf et d'eau préalablement chauffée. En débattant un jaune d'œuf cru dans cinq cents grammes d'eau tiède, on obtient un lait artificiel, assez consistant pour nourrir un enfant ; et, en l'édulcorant avec une légère quantité de sucre, on lui donne à peu près le goût du véritable lait. Il ressemble ainsi à un bouillon de pigeons, dans lequel on a délayé un jaune d'œuf. Ainsi donc, à défaut complet de lait de vache, les substances que nous venons de préciser, sont les seuls succédanés qu'on puisse employer avec quelque avantage pour l'alimentation de l'enfant.

La rareté des évacuations est toujours un signe indubitable que l'enfant ne se porte pas bien. Un enfant, qui prend beaucoup d'alimens liquides et qui, en réalité, ne digère pas puisqu'il assimile seulement, doit aussi évacuer plus souvent qu'un adulte. Quand il est en bonne santé, les évacuations alvines, durant les premiers mois, se réitèrent au moins trois à six fois par jour, tandis que celles de la vessie s'effectuent dix fois et plus encore. Si la déjection fait défaut, on a recours aux lavemens d'eau tiède et de graine de lin. Les infusions irritantes, telles que la valériane, la camomille, l'eau salée, etc., sont au contraire nuisibles, et peuvent amener des affections locales. Si l'enfant vomit le lait qu'il a pris, ce qu'il y a de mieux à faire, c'est de diminuer la quantité de celui qu'on lui donne à boire.

Pendant la première année de son existence, l'enfant, ainsi que nous l'avons déjà constaté, urine fort souvent, et, par conséquent, il souille en les mouillant un grand nombre de langes et de couches. Comme il peut s'en suivre un refroidissement, on doit nécessairement avoir la précaution de se munir d'une provision suffisante de ces objets, et ne pas négliger surtout leur renouvellement journalier. C'est là ce qui, dans l'éducation d'un enfant, entraîne les plus fortes dépenses. En le laissant enveloppé dans des couches malpropres et mouillées, ou en se servant des langes lavés, avant qu'ils soient complètement secs et réchauffés, on peut exposer l'enfant à de graves dangers et lui occasionner un violent refroidissement, bien plus redoutable pour lui que pour un adulte qui jouit de la faculté de se mouvoir et de s'habiller en toute liberté. Souvent les mères croient les langes qu'elles destinent à leur nourrisson bien secs, tandis qu'ils paraissent encore humides à ses organes si délicats, et, par suite, on doit attacher à cette circonstance plus d'attention qu'on ne le fait communément. Parfois, il arrive que le manque de langes nécessaires ou l'oubli de la propreté indispensable provoque non seulement la maladie, mais encore la mort de la petite créature. Les effets ordinaires de cette négligence sont les gerçures et les excoriations des parties sexuelles, de la région anale et de la surface interne du haut des cuisses, qui produisent toujours chez l'enfant beaucoup de douleur et d'agitation. Sa santé se trouvant encore ici grandement en jeu, les mères ne doivent donc jamais se relâcher de leur prévoyance, et le laisser souffrir par suite du défaut de propreté exigible. Pour lui procurer l'entière satisfaction de ce besoin, le renouvellement des langes est indispensable, et, afin de pouvoir y procéder, il faut au moins de six à huit douzaines de maillots de toile, et de trois à quatre douzaines de maillots de laine. Ce nombre paraîtra exagéré à quelques personnes; mais en réfléchissant que, pendant vingt-quatre heures, l'enfant salit souvent de seize à dix-huit langes, elles reviendront certainement de leur opinion. Il est urgent aussi de ne pas renfermer les couches dans des endroits humides. On les tiendra, autant que possible, dans des lieux secs, et, avant de s'en servir, on les réchauffera chaque fois, car, sous certaines conditions de l'atmosphère, et surtout quand ils sont placés dans des armoires mal disposées, ils s'imprégnent aisément d'humidité, ce qui est toujours souverainement nuisible à l'organisme de l'enfant.

Les parties génitales, durant les premiers mois de la vie, méritent également l'attention la plus patiente. Pendant les premiers jours, les glandes de la poitrine, chez les deux sexes, sont quelquefois légèrement boursoufflées; souvent aussi les mamelons contiennent une espèce de lait assez dense; il faudra donc, en lavant et en habillant le nouveau-né, éviter tout ce qui peut exercer une pression sur cette partie. L'accoucheuse aussi prendra garde de la serrer, parce qu'elle est très aisément jetée dans un état inflammatoire aigu. Chez les garçons, on observera les mêmes précautions pour les testicules, en les emmaillottant; toute compression provenant des cuisses ou des plis que forment les langes, sera soigneusement écartée.

Les systèmes osseux et musculaire de l'enfant sont très imparfaitement développés, très frêles et très délicats. On leur accordera donc des soins tout particuliers. Les os du nourrisson, durant les premiers mois, sont aussi peu susceptibles de supporter une traction quelconque que la station verticale, et ce serait folie que de prétendre les y habituer par force et prématurément. En le saisissant et en le soulevant avec violence, on peut de même donner naissance à de graves accidens, auxquels sont surtout en butte les os qui concourent à la formatiou du bassin et de la poitrine. Les plier, les tordre ou leur faire prendre de fausses directions, sont manœuvres d'autant plus faciles que la progression de l'ossification est moins avancée, car les os sont tous encore trop tendres pour pouvoir opposer aucune résistance, lorsqu'on les ébranle ou qu'on les comprime trop vivement. Les os creux des cuisses principalement sont soumis à des dangers sérieux, si l'on contraint trop tôt l'enfant à l'attitude debout, et, dans ce cas, les os du bassin souffrent aussi d'ordinaire. En général, on tient trop peu compte de ce fait, et nous ne saurions assez expressément recommander aux mères et aux gardes d'avoir recours, sous ce rapport, à tous les égards et à toute la prudence imaginables.

Une autre faute que bien des gens commettent au début de la période de la dentition, c'est d'introduire dans la bouche des enfans des corps durs, tels que des os, des racines et d'autres objets, soit pour calmer leurs cris, soit pour favoriser la croissance des dents par la pression qu'ils déterminent entre les gencives et les mâchoires. Le résultat de ce procédé est tout-à-fait différent de celui que l'on poursuit, car, indépendamment des vives douleurs que l'on provoque par l'intermédiaire de ces agens irritans mécaniques, on sollicite encore une inflammation suraiguë des gencives. Cette conduite imprudente ne facilite ni n'accélère, en aucune façon, l'éruption des dents. L'emploi des racines de violettes ou d'autres substances de cette nature est également absurde. Il entraîne non seulement à sa suite les inconvéniens que nous venons de citer, mais en outre les nausées et le vomissement, à cause du suc des principes âcres que renferment ces matières.

De même que les os, les muscles ne sont pas aptes encore à supporter les tractions et les secousses violentes. Ils n'ont même pas assez de force pour soutenir le corps ou la tête dans l'attitude verticale, de sorte que tout effort ou tiraillement brusque doit avoir des conséquences extrêmement dangereuses. Ce n'est que par un exercice progressif des muscles que leur vigueur et leur solidité peuvent être stimulées, tandis que toute extension rude et prématurée produit en eux une faiblesse et un relâchement considérables. Pour ne rien négliger aussi, sous ce rapport, de ce qui peut contribuer à l'affermissement du système musculaire, on n'emmaillottera donc jamais l'enfant de façon à le trop comprimer, afin qu'il soit au moins en état de mouvoir librement ses membres. Ce léger exercice perfectionne déjà les muscles, en général, à un degré relativement important, et il acquiert par là une influence assez sensible sur leur développement ultérieur. Aussi, ne gênera-t-on que le moins possible l'enfant dans ses mouvemens naturels, quand des raisons particulières ne s'y opposent point invinciblement.

Lorsque l'enfant, qui a été bien nourri d'ailleurs, est parvenu à son troisième ou quatrième mois environ, il cherche plus fréquemment à relever la tête, à se redresser et à prendre l'attitude assise. Naturellement, on ne doit pas contrarier ces tentatives, quand les muscles possèdent la force et la solidité suffisantes. Si l'enfant est resté long-temps assis, ou s'il a été habitué de trop bonne heure à une pareille attitude, il ne tarde pas à pencher la tête en avant ou de côté. C'est ce que l'on observe ordinairement chez ceux que l'on a promenés trop tôt, en les portant sur les bras; souvent aussi ils se tiennent alors tout accroupis, et il en résulte insensiblement une courbure de la colonne vertébrale. A cet inconvénient, il faut ajouter encore que ces enfans, qu'on enlève prématurément à leur berceau, sont les plus exposés à se refroidir, lorsque leurs membres inférieurs et la région abdominale ne sont pas convenablement protégés contre l'air extérieur. Les mêmes conséquences fatales se décèlent en les obligeant à se redresser, à se tenir debout et à marcher trop tôt. Il ne faut arriver à ces différentes manœuvres, que lorsqu'ils font d'eux-mêmes des essais et des efforts, car c'est dans ce seul symptôme qu'on peut puiser une exacte mesure pour l'appréciation de leurs forces. On laissera donc à l'enfant son libre essor, si l'on veut d'ailleurs éviter les difformités et les déviations des os, parce qu'il sent au mieux ce dont il est capable, et quand il est fatigué. Dans ce dernier cas, il interrompt lui-même ses mouvemens, et, dès qu'il est réconforté, il les recommence jusqu'à ce que la lassitude survienne de nouveau. Aussi est-ce agir absolument au rebours des prescriptions de la nature, que de se servir de moyens mécaniques, tels que les lisières, les promeneuses, les chariots roulans, dans lesquels on l'emprisonne, pour l'accoutumer de bonne heure à la position perpendiculaire et à la marche. La mère ne peut reprocher les malheurs qui en dérivent qu'à sa propre conduite. Si l'enfant est robuste et bien portant, c'est ordinairement vers la fin de la première année de sa vie, qu'il commence à exécuter des efforts pour se tenir debout et pour marcher, après avoir essayé pendant long-temps déjà de ramper et de se traîner par terre. Par ces premières tentatives pour se redresser et pour faire quelques pas, il exerce ses muscles, et il acquiert ainsi peu à peu la vigueur, la fermeté et l'aplomb que l'attitude verticale et la progression exigent impérieusement.

Le nouveau-né, dont la destination première dans ce monde, est de se développer convenablement, de se compléter et de croître, mène au début de sa carrière une vie analogue à celle de la plante. Il ne fait que végéter jusqu'à ce qu'il ait atteint, sous tous ses rapports, le degré requis de conformation. C'est par ce motif que la transformation des substances, toutes les sécrétions et les excrétions se révèlent chez lui beaucoup plus actives et plus énergiques; et ces fonctions, toutes choses favorables d'ailleurs, sont toujours, dans une proportion fixe avec la préhension des matières alimentaires, ce qui assigne à l'activité de la peau un des rôles les plus importans et les plus dominans. L'influence de ce rôle que joue la peau se fait surtout sentir par un malaise général, qui se dénote toujours dans les cas où son action vient à être gênée ou troublée d'une façon quelconque. Mais la peau ne tire pas seulement sa haute signification des excrétions continuelles qu'elle opère ; elle contribue, en outre, à l'ingestion de l'air extérieur. Pour pouvoir effectuer régulièrement ce travail tout aussi intéressant, elle demande nécessairement des soins assidus ; la propreté est ici l'une des conditions les plus essentielles, et que l'on remplit, soit en renouvelant souvent les langes, soit en recourant à des bains fréquens d'eau tiède. Il faut donc que le nouveau-né soit plongé chaque jour dans un bain chaud, pendant une demi-heure environ, et que ses couches, ses bonnets, ses chemises, ses mouchoirs et ses camisolles soient toujours propres. Pour le bain, on choisit une eau de fontaine, de rivière ou de pluie bien claire et dégagée de toute substance étrangère irritante. Il est urgent, en outre, que le corps en entier, à l'exception de la tête, soit convenablement couvert, afin d'éviter un refroidissement que les mouvemens, exécutés par l'enfant, pourraient aisément provoquer. Une légère addition de savon et de son n'est pas nuisible. En l'essuyant avec une éponge fine et douce, on débarrasse la peau de tout ce qui la souille, et on écarte ce qui pourrait porter obstacle à son activité, qui se trouve ainsi sensiblement exaltée.

Le bain ne peut jamais causer de tort aux petits enfans, si, pendant cette opération, on a la prudence de les garantir contre tout refroidissement. Le mieux, s'ils se portent bien, est de les y habituer de suite après leur naissance. Les gens du monde s'imaginent souvent que le bain est préjudiciable, quand le lambeau du cordon ombilical qui tient à l'abdomen n'est pas encore tombé. Mais lorsqu'il se détache trop tôt, la raison en est toujours dans les fautes commises par l'accoucheuse ou les gardes en démaillottant et en emmaillottant l'enfant. Le bain, dans ce cas, est une chose tout-à-fait innocente et une condition, du reste, indispensable pour la conservation et la stimulation de la santé du nouveau-né. Mais, pour que ses suites soient toujours bienfaisantes, il est nécessaire aussi de soumettre le nourrisson à une température chaude et uniforme, afin de ne pas détruire la libre activité de la peau. Car autant le bain est utile, autant le refroidissement, qui en est aisément le résultat, peut devenir nuisible.

Pour éloigner ces dangers, il faut donc qu'il règne autour de l'enfant un degré de chaleur égale, et le moyen le plus sûr, le plus efficace est de le coucher, dès le jour de sa naissance, dans le lit de sa mère, où des bouteilles pleines d'eau chaude entretiendront une température constamment uniforme.

Le système nerveux de l'enfant réclame de son côté les égards les plus attentifs. Le nouveau-né, pourvu d'une masse cérébrale et nerveuse extrêmement riche, n'est pas encore accoutumé aux impressions que celle-ci peut éprouver. Par suite, il doit aussi ressentir au plus haut point tout ce qui agit du dehors sur son organisme, et se trouver d'autant plus aisément épuisé, que la sensibilité domine davantage en lui. Les influences extérieures produiraient sur son économie un effet encore plus énergique, si son développement moral était aussi avancé déjà qu'après les quatre ou six premiers mois. Mais si le nouveau-né peut être beaucoup plus vivement affecté et plus facilement épuisé par les agens externes qui l'entourent, que l'adulte, il récupère aussi ses forces d'autant plus vite, qu'il dort plus fréquemment. On sait que chez l'enfant, la vue et l'ouïe sont les sens qui les premiers atteignent leur développement intégral, raison qui les a fait appeler les sens les plus nobles. C'est sur eux que les impressions extérieures doivent réagir le plus activement. Il est vrai que la perception ou l'action particulière du sens interne, par laquelle l'individu a la conscience des influences extérieures, manque presque absolument encore dans les premiers jours de la vie, ou que, du moins, elle n'est pas encore assez développée pour que ces influences puissent être vivement ressenties. Néanmoins, il est aussi avantageux que nécessaire de chercher, autant que possible, à éloigner du nouveau-né toute lumière tranchante, ainsi que le bruit et le tapage. D'un autre côté, il est également bon de ne pas laisser dans une obscurité trop profonde la chambre où l'enfant sommeille, car il est avéré qu'un extrême autant que l'autre aboutit à des conséquences aussi sérieuses et souvent funestes. L'odorat se développe beaucoup plus tard, et, sous ce rapport, l'on a beaucoup moins à craindre que l'enfant soit péniblement affecté par les parfums, quant à leur perception. Toutefois, il est toujours à considérer que l'air atmosphérique, imprégné d'odeurs, n'exerce pas l'action vivifiante qu'il devrait exercer, et que, par ce motif, les parfums peuvent au moins indirectement provoquer des accidens fâcheux.

Après les six ou huit premières semaines, l'enfant sort déjà de sa torpeur. Les sens externes, la vue et l'ouïe surtout commencent à s'épanouir et à se perfectionner davantage. Le nourrisson dirige les yeux vers toutes les choses qui lui plaisent, et il prête attention aux sons et aux bruits qui viennent frapper ses oreilles. C'est le moment de débarrasser sa vue de toute espèce de voile, et de lui présenter des objets qui lui soient agréables, sans jamais pouvoir lui nuire. Dès lors aussi, il écoute avec plaisir les paroles caressantes de sa garde. Ses sens se trouvent ainsi stimulés et exercés, en même temps, d'une façon convenable. La faculté de percevoir les impressions extérieures progresse alors avec plus d'énergie, et l'activité du cerveau est tellement mise en jeu, que l'enfant ne tarde pas à se fatiguer et à s'endormir. Ce sommeil est toujours le moyen le plus propice pour que l'enfant répare ses forces. Aussi devra-t-on se garder de le troubler. Pour cela, on s'attachera principalement à écarter tout ce qui peut affecter les sens, et l'on se servira de langes propres, secs et bien chauffés. Il faut laisser dormir le nourrisson jusqu'à ce qu'il se réveille de lui-même, ce qui a lieu d'ordinaire quand la faim ou la soif se font sentir. On lui cause beaucoup de mal, au contraire, en le réveillant en sursaut, comme il arrive trop fréquemment aux accoucheuses, lorsqu'elles viennent pour le laver ou l'habiller. L'enfant s'effraie; il s'ensuit des vertiges, des crampes, et si cette imprudence se réitère souvent, une irritation anormale permanente de toute l'économie, qui peut entraîner encore et peu à peu un cortége considérable d'altérations diverses. Il faut s'abstenir aussi de frotter la tête de l'enfant avec la main, lorsqu'il est agité et qu'il pleure, car on risque de le jeter dans un état magnétique qui a toujours pour résultat un affaiblissement dangereux et finit par le sommeil.

Mais ce n'est point assez de mettre en pratique les règles hygiéniques indiquées jusqu'ici; l'enfant exige encore d'autre part une sollicitude et une vigilance continuelles. Il doit croître et grandir pour devenir un jour un être utile, et il ne peut être négligé sous aucun aspect. Ses propres tendances nous guident ici de la manière la plus sûre. Il ne saurait réaliser le but de ses efforts par le seul intermédiaire de ses facultés individuelles; il faut donc que nous lui venions en aide. Dans le principe, quand il ne peut encore se tenir debout, on le laissera couché de préférence; et lorsque son système musculaire est plus largement développé, on le promènera assis, jusqu'à ce qu'enfin il soit en état de supporter la station verticale et la marche. Pendant les dix premiers mois de la vie et même après, on se sert en général d'un berceau, non pas tant pour habituer le nourrisson au mouvement, mais plutôt pour l'endormir. Cet usage est souverainement nuisible; on expose ainsi les enfans aux vertiges, et on leur procure un sommeil peu réparateur. Plus tard, lorsque les sens externes se sont davantage perfectionnés, l'enfant a besoin de distraction. Il profite au moral et au physique, lorsqu'on lui parle, qu'on joue et qu'on rit avec lui, tandis qu'il se trouve mal à l'aise et qu'il pleure, dès qu'il se voit isolé. C'est à la personne chargée de le surveiller à mettre ici toute son expérience en œuvre. Néanmoins, les nourrices et les gardes sont généralement peu propres ou habiles à cet office, car le plus communément elles ne se renferment point, à cet égard, dans une juste mesure. Souvent aussi leur méthode est défectueuse, privées qu'elles sont de la tendresse, de l'amour, qui seuls rendent possible l'accomplissement de ce devoir, et dont les mères sont douées à un degré tout spécial. On doit s'attacher aussi à ce que les gardes et surtout les nourrices, auxquelles on a confié un enfant, soient saines de corps et d'esprit. Mais, pour bien connaître une nourrice, il ne suffit pas de la juger sur les apparences et de s'en rapporter à ses assertions. Il faut l'observer sous tous les rapports, et surtout visiter chaque fois et avec soin le linge qu'elle a quitté, car on y peut découvrir maints renseignemens qu'elle cherche ordinairement à cacher.

Pour que l'éducation morale et physique d'un enfant soit dirigée conformément à toutes les règles et à tous les points de vue possibles, il faut comprendre son langage. Une étude attentive nous initie à ce langage qui se manifeste, tantôt par des mouvemens et des gestes, tantôt par des plaintes et des cris. Si l'enfant ne précise pas ses sensations ou ses besoins par des paroles, il nous les fait néanmoins clairement reconnaître par ces signes ou par d'autres. Nous devons donc constamment avoir nos regards fixés sur tous les organes et sur toutes les fonctions. Voici les points principaux dont il faut nous assurer par nous-mêmes. L'état de la cavité de la bouche et celui de la langue est-il satisfaisant? La bouche exhale-t-elle quelque odeur? Ce qu'elle rejette est-il en rapport avec ce qu'elle prend? Le ventre est-il ballonné, plat ou sensible? Comment se comportent les déjections? Les narines sécrètent-elles beaucoup de mucosités, ou leurs parois sont-elles sèches? L'inspiration est-elle régulière, ou seulement superficielle et pas assez profonde? Comment est la voix? Le larynx est-il douloureux ou le palais affecté? Les cris de l'enfant sont-ils provoqués par le mal ou par un besoin? Le flux de l'urine est-il régulier, copieux, médiocre ou pénible? Le mouvement du corps, de la tête et des membres est-il normal, relativement à l'âge de l'enfant et à la structure de ses muscles et de ses os; ou bien est-il la suite d'une irritation morbide? L'enfant est-il gai et combien de temps dort-il? Son sommeil est-il calme ou anxieux, interrompu par des cris ou des frayeurs? Grince-t-il les dents en dormant? Respire-t-il par le nez ou par la bouche? Dort-il les yeux ouverts; les tient-il fixes ou bien les roule-t-il? Quel est leur état, quand il est éveillé? Les pupilles sont-elles dilatées ou contractées? Quelle est la disposition des paupières et des cils? Sont-ils collés les uns aux autres? Les sens externes, l'ouïe, l'odorat, le goût, le toucher, dénotent-ils quelque symptôme particulier? Quels sont les phénomènes qu'offre la peau? Est-elle chaude ou froide, humide ou sèche, rouge ou pâle? Quel est l'aspect des cheveux et des ongles? Se montre-t-il des lésions, des excroissances, des éruptions sous les aisselles, au cou, à l'anus, aux parties naturelles; des indurations aux seins, aux aînes, ou des tumeurs, des hernies? Se déclare-t-il dans les os des déviations, des difformités? L'enfant est-il trop grand ou trop petit, trop maigre ou trop gras pour son âge? etc., etc.? Ce sont là autant de détails dont il est besoin de tenir compte chez le nourrisson, si l'on veut bien comprendre son langage. En cas de maladie réelle, le secours du médecin est indispensable, et c'est lui qui précisera, après une minutieuse investigation, le caractère et le siége du mal.

On suivra la même méthode pour sonder l'état de l'âme de l'enfant, quand, sous le rapport moral, il commence à montrer le degré d'activité voulue. Mais, pour apprendre à juger ici avec parfaite connaissance de cause, il est essentiel de constater si les sensations internes qui se révèlent, naissent des impressions exercées sur les organes des sens ou non; si, par exemple, des motifs de satisfaction appellent chez lui une disposition joyeuse, et si, par l'effet de telle ou telle influence particulière agissant sur les sens, l'esprit est impressionné d'une façon identique, ou non. On doit aussi remarquer scrupuleusement si l'enfant, dans un âge plus avancé, possède la faculté de se faire des idées justes et de les comprendre. On observera, en outre, la manière et la promptitude avec laquelle il les conçoit et les exprime. Si l'on découvre par cet examen un défaut ou une fausse direction, on réussit souvent à modifier et à améliorer ce fâcheux penchant par une conduite prudente et sage, et l'on évite ainsi une foule de maux que, dans la plupart des cas, les adultes ne peuvent imputer uniquement qu'à une éducation vicieuse.

III.

Hygiène de l'enfant depuis l'époque du sevrage, ou de la première dentition, jusqu'à la chute des dents de lait.

Cette période de la vie, chez l'enfant, comprend la distance qui sépare le dixième ou douzième mois de la sixième ou septième année de son existence. Durant cet intervalle, il parvient à un plus haut degré de conformation, et il passe conséquemment par des transformations si nombreuses et si profondes, qu'à dater de cette époque, il réclame, à l'endroit de l'hygiène, un tout autre régime que pendant les dix ou douze premiers mois. Non seulement les systèmes osseux et musculaire tendent, pendant cette période, à une expansion et à une solidité plus parfaites; mais, en outre, tous les organes et toutes les fonctions actives sont sujets à des métamorphoses qui impriment une direction toute spéciale au cours de la vie, en le distinguant d'une manière sensible de celui qu'il a affecté dans le passé, et de celui qu'il affectera dans l'avenir. A partir de ce moment, des transformations tout aussi importantes se manifestent dans le développement moral de la jeune créature. Comme, à cette époque, le régime imposé à l'enfant, sous le double rapport physique et moral, est généralement très vicieux, ou tout au moins très irréfléchi, nous pensons que quelques mots à cet égard doivent trouver ici leur place.

Les os, qui jusqu'à présent étaient tous très tendres, très flexibles, d'une contexture plutôt cartilagineuse, et qui n'étaient attachés entre eux que par des membranes et des cartilages, prennent maintenant et peu à peu plus de dureté et de solidité. C'est alors seulement qu'ils revêtent le caractère d'os véritables et qu'ils atteignent ainsi leur degré voulu de perfection. Les parties destinées à les relier les uns aux autres, deviennent aussi plus compactes et plus fermes, de sorte que tout le système osseux acquiert les propriétés absolument indispensables à la complète réalisation du but qui lui est assigné. Le système musculaire, de son côté, à l'aide d'un exercice convenable et continu, arrive en même temps au point de conformation et de force qui lui est nécessaire. C'est pourquoi l'enfant commence à se tenir debout et à marcher. La faculté de parler se révèle aussi, en raison du développement plus considérable du larynx, de ses ligamens et des autres organes qui lui servent d'auxiliaires. Les mouvemens extérieurs du corps se soumettent ainsi de plus en plus à la volonté de l'enfant, qui, par conséquent, se trouve capable déjà de faire un plus libre usage de son système musculaire. Comme il n'y a rien de plus nuisible à l'enfant en bas âge que de l'obliger à la station verticale et à la marche, ou que de l'y contraindre au-delà de ses forces, quand il a déjà fait quelques tentatives, on doit le livrer à lui-même et le laisser s'exercer à son gré. Il s'arrêtera certainement, dès qu'il ne se sentira plus la vigueur nécessaire. De trop violens efforts et une tension excessive des muscles ne sont jamais sans danger; par de pareilles imprudences, on le ramène en arrière, plutôt que de le pousser en avant. Il apprend à marcher sans que nous l'y aidions en le conduisant par la main ou par d'autres moyens mécaniques, et il n'exige rien de plus que la facilité de pouvoir jouer et exercer ses muscles selon son désir et ses caprices. Le soutenir par la main est un procédé toujours aussi inutile et souvent aussi nuisible que tous les autres imaginés jusqu'ici, parce qu'aucun d'eux ne nous met à même de lui donner la position et le maintien qui lui sont les plus agréables et les plus convenables. Plus on lui laisse à cet égard de liberté et moins on le gêne, plus il s'en trouve bien et plus aussi il parvient aisément au but vers lequel il aspire.

On doit éviter avec le même soin de l'emprisonner dans des vêtemens trop étroits, car non seulement ils retardent le perfectionnement naturel des muscles, mais ils entravent encore l'exercice auquel l'enfant les soumet. Ils provoquent, en outre, des accidens généraux et plus ou moins considérables, en raison de la perturbation plus ou moins profonde et des obstacles réels qu'ils jettent dans la circulation du sang. Les souliers ou les brodequins trop serrés, surtout quand ils sont munis de talons, n'ont pas des effets moins pernicieux. Ils causent de vives douleurs à la plante des pieds, et rendent l'ambulation extrêmement pénible, de sorte que l'enfant ne marche qu'avec crainte et qu'il tombe fréquemment. A cet inconvénient vient s'en ajouter un autre encore ; c'est que les os du pied sont modifiés dans leur forme et dans leur grosseur, et soustraits à leur situation normale. On emploiera donc par préférence des souliers ou des brodequins, convenablement taillés sur les dimensions du pied, confectionnés avec un cuir ni trop dur ni trop mou, et privés de toute espèce de talons.

Pour se perfectionner sous chaque rapport, l'enfant a besoin de l'occasion, sans laquelle un exercice quel qu'il soit lui devient impossible. Il faut donc aussi lui venir en aide pour la parole. Dès que les instrumens de la voix se sont développés, il commence de lui-même à pousser des cris et à exécuter des efforts pour parler. Il écoute les adultes avec l'attention la plus soutenue, et il cherche déjà, par son propre instinct, l'occasion de parler, en répétant souvent des syllabes entières et des mots qu'il a entendus. A cette époque, il ne faut pas le priver de l'occasion qu'il sollicite pour pouvoir exprimer des mots isolés ou articuler des syllabes, car les muscles des organes de la voix demandent à être exercés pour la parole, autant que toutes les autres parties du corps pour les fonctions auxquelles elles sont appelées. Néanmoins, tous les muscles de ces organes ne réalisent pas en même temps leur perfectionnement voulu, et il s'ensuit que souvent l'enfant n'est pas en état de prononcer plusieurs mots de suite, ou certains mots aussi bien que d'autres. Pour lui rendre cette tâche possible, et l'usage de la parole plus facile et plus abordable, on lui répétera d'abord des syllabes isolées, et plus tard des mots entiers avec toute la clarté et l'accentuation nécessaires, de manière qu'il puisse suffisamment saisir les sons et les redire à son tour. En revenant à cet exercice plusieurs fois par jour, on verra s'évanouir bientôt tout obstacle à une juste élocution, et les muscles de la voix manifester la vigueur et la souplesse désirables. Mais, d'un autre côté, on ne confiera pas le jeune sujet à des personnes qui bégaient, qui nasillent ou qui sont privées du don d'une bonne prononciation, parce qu'il répète les sons défectueux qu'il entend, avec la même facilité qu'il exerce ses muscles à faux, et parce qu'il peut s'approprier ainsi une façon de parler tout-à-fait vicieuse.

Quant à ce qui concerne le tube intestinal, on aura pour principe, dès que l'enfant a été sevré, de ne l'habituer qu'insensiblement à de nouvelles substances alibiles d'une nature plus consistante. A cet effet, on continue encore pendant un certain temps après le sevrage, de lui donner, en médiocre quantité, du lait de vache et des bouillons de viande préparés avec le pain blanc rassi, le gruau, l'orge mondé, etc. Ce n'est que plus tard, qu'on arrive peu à peu à une alimentation plus solide, à mesure que les dents se développent et sortent davantage. On remplace ensuite les soupes par une bouillie légèrement épaisse, afin de l'habituer à mâcher, et on ne lui administre plus qu'une ou deux soupes par jour. Lorsque les dents sont poussées en partie, on a recours à l'usage d'une viande tendre, surtout celle de poulet ou de pigeon, coupée par petits morceaux, et, en même temps, à celui de la jeune bière ou du vin étendu d'eau, en ayant soin de n'employer ces boissons qu'en faible quantité. Cependant l'eau est toujours de beaucoup préférable à la bière et au vin. Quoique, dès ce moment, on puisse donner déjà sans danger des alimens plus variés et plus consistans, il est toujours plus salutaire d'observer une certaine simplicité dans le choix de la nourriture de l'enfant, car il ne demande encore qu'à être sustenté, et il est indifférent au plaisir de la diversité des mets. Sous l'influence de cette nouvelle alimentation, le nombre des évacuations alvines, rendues d'ailleurs plus compactes, diminue sensiblement, et comme il en peut aisément résulter une constipation, l'usage plus fréquent de l'eau présente ici de grands avantages.

Mais on ne suit pas toujours la simplicité que nous recommandons, à l'endroit du régime hygiénique de l'enfant. Souvent, au contraire, on croit devoir satisfaire son appétit par toute sorte de moyens. Sitôt après le sevrage, on le nourrit le plus fréquemment avec les objets les plus variés, le lait, le bouillon gras, les bouillies, les végétaux cuits ou crus, les fruits, etc. Non seulement, ces changemens continuels le fatiguent, mais encore beaucoup de végétaux, et les fruits surtout, lui sont funestes. L'enfant qui jusqu'alors n'était, pour ainsi dire, habitué qu'à une nourriture animale, ne se trouve pas encore en état de tolérer tous les alimens végétaux. Les substances farineuses seules font exception. Toutes les autres matières végétales déterminent une trop lourde pression sur son estomac, et, par suite, elles entravent plus ou moins la digestion. Cela vient, du reste, de ce que les propriétés d'un grand nombre d'entre elles et des fruits spécialement sont bien plutôt réfrigérantes et dissolvantes que nourrissantes, et qu'à cause de leur mauvaise qualité digestive, elles amènent des perturbations graves, telles que les acidités des premières voies, les constipations, ou ce qui a lieu le plus communément, les vomissemens, la diarrhée et autres accidens qui intéressent souverainement la progression de la nutrition. Il en est de même pour les fruits à écale, les choux, les pommes de terre, etc. Toutes ces substances sont d'une nature telle qu'un enfant ne peut ni les digérer, ni les assimiler, et que consécutivement la maladie doit finir par l'envahir tôt ou tard. Il est même imprudent de l'accoutumer insensiblement à une pareille alimentation, de la deuxième à la troisième année de sa vie. Pour s'en convaincre, que l'on observe seulement un adulte dont la digestion ne s'exécute pas bien, et les incommodités qui puisent leur source dans l'usage de tels alimens.

On doit bien se garder aussi de croire que l'enfant profite d'autant plus, qu'il ingère plus de matières nutritives. Ce n'est pas là du tout ce qui arrive, car il ne peut absorber plus de chyme ou de chyle que sa nature ne le comporte. Si donc l'on se persuade qu'il doit être fortement repu pour être bien nourri, l'on est dans une étrange erreur, dont la conséquence ordinaire est la détérioration de sa santé. Dès qu'il a été sevré, et qu'il reçoit des alimens plus consistans, il faut s'abstenir aussi de lui donner à manger aussi souvent qu'il tétait à une autre époque. On doit laisser aux organes de la digestion le temps nécessaire pour une élaboration suffisante, car l'effet d'une conduite opposée est de rendre leur office extrêmement laborieux. Une nourriture liquide est plus vite digérée et assimilée qu'une nourriture compacte, fait toujours digne d'être pris en considération. La justesse de ce principe se manifeste encore dans le besoin réel de l'enfant, quand il n'a pas déjà contracté de mauvaise habitude. Le mieux est de lui donner le matin une tasse de lait de vache chaud, en y ajoutant, si l'on veut, un peu de pain blanc rassi, du biscuit, etc. Après trois heures environ, on peut lui faire manger une petite tranche de pain, légèrement enduite de beurre; à midi, une soupe préparée avec du bouillon et du riz, ou du gruau, de l'orge, etc., ainsi qu'un peu de viande blanche, ou, à défaut, une bouillie de gruau, faite avec du bouillon et un jaune d'œuf; dans l'après-diné, une petite tartine, et le soir, à six ou sept heures, le repas ordinaire composé de gruau, d'orge ou de riz, etc. Pour boisson, une bonne eau de fontaine, pas trop froide, est ce qu'il y a de préférable. Avec le temps, on peut permettre aux enfans, qui se portent bien, de participer à la table des adultes.

Pour ce qui est des évacuations alvines, elles se trouvent dès à présent soumises au libre arbitre de l'enfant, qui doit être en état, lorsque du reste on lui en a imprimé la bonne habitude, de faire connaître ses besoins. Il s'accoutume bien vite et bien aisément à débarrasser, à un moment déterminé, le canal intestinal et la vessie de leur contenu, et à dormir toute la nuit, sans souiller son lit. Il épargne ainsi à sa mère ou à sa garde bien des peines et des fatigues. Cette habitude est extrêmement avantageuse aux enfans mêmes, car, de cette façon, ils sont préservés de la malpropreté et du refroidissement. Le contraire ne leur serait ni commode ni favorable. Les déjections et les émissions de l'urine deviennent aussi plus rares, chose que l'on doit considérer comme toute naturelle. Néanmoins, si les selles tardent plus que vingt-quatre heures, il faut chercher à les provoquer au moyen d'un lavement préparé avec une décoction de graine de lin. Mais si la santé de l'enfant est parfaite, et si, dans l'intervalle, il n'a rien pris qui puisse entraver sa digestion, il évacue régulièrement deux fois au moins par jour, durant la deuxième et la troisième année de sa vie.

Par le développement général de l'organisme,

les poumons acquièrent nécessairement une plus haute importance, tant sous le rapport du volume que de l'irritabilité. Ils deviennent plus forts et plus actifs, mais en même temps aussi plus impressionnables et plus accessibles aux maladies. Leur fonction essentielle et leur influence indispensable sur la vie exigent que nous tenions sans cesse notre attention fixée sur eux. C'est à la vive irritabilité des poumons et de la trachée-artère, au rapport immédiat dans lequel ils se trouvent avec l'air atmosphérique, et surtout à la tendance prédominante chez l'enfant vers l'élasticité et l'activité de formation qu'il faut attribuer la cause qu'ils sont si facilement exposés aux inflammations et autres maladies, qui révèlent toujours si remarquablement leur caractère par des phénomènes tout spéciaux. Un motif insignifiant suffit pour déterminer la toux et les accidens les plus dangereux. Aussi les parens et les instituteurs doivent-ils toujours veiller avec soin sur ces circonstances, ou du moins ne les jamais envisager indifféremment. Quand, avec la toux, l'état général du corps est plus ou moins troublé, il est toujours bon d'invoquer à temps le secours du médecin. Toutefois, en familiarisant l'enfant avec l'air libre extérieur, en l'habituant à un exercice actif, et en écartant avec précaution tout ce qui est susceptible de lui occasionner un échauffement ou un refroidissement, on se montre prévoyant et sage, et on réussit à sauvegarder suffisamment son organisme contre de telles atteintes.

Sous le rapport de son système nerveux, l'enfant exige aussi les soins les plus constans. On éloignera minutieusement tout ce qui cause au cerveau une irritation trop vive, ou du moins on s'efforcera de l'amoindrir et de la combattre, lorsqu'on n'aura pu la prévenir. Cependant, dans sa troisième et quatrième année, l'enfant est déjà capable de supporter sans danger des impressions plus fortes, et il en a même besoin afin d'empêcher l'engourdissement du cerveau. On le familiarisera donc insensiblement avec différens objets, sans toutefois employer la contrainte. On cherchera à le distraire par des conversations et par d'autres amusemens, à le mettre davantage en contact avec l'homme adulte, afin d'exercer les organes des sens, de l'habituer à penser et d'imprimer à son esprit une direction convenable. On lui donnera des occupations qui puissent agir sur lui d'une façon salutaire, et exciter agréablement ses sens.

Quant au sommeil, on sait que l'enfant qui

est parvenu à sa deuxième ou troisième année, s'est déjà accoutumé à dormir toute la nuit, tandis que, pendant le jour, il ne dort qu'une ou deux fois, et une ou deux heures seulement. Si, à pareil âge, il n'a pas encore contracté cette habitude, on la lui donnera peu à peu, afin qu'il passe au moins la nuit, tranquille et assoupi. Mais on évitera aussi qu'il dorme trop, car il souffre autant d'un trop long sommeil que de l'insomnie. S'il a été éveillé durant tout l'avant-midi, et fatigué peut-être par la marche ou quelque autre cause, rien n'est plus bienfaisant et plus réparateur qu'une heure de repos après le dîner. Le soir, une veille prolongée lui est toujours incommode, souvent même préjudiciable. Le mieux à faire pour lui et pour sa santé, est de le coucher à l'entrée de la nuit, moment que la nature nous a indiqué pour le repos, mais il faut bien se garder de troubler son sommeil, ou de l'en arracher brusquement. En même temps, on aura soin que son lit soit propre, modérément chauffé, et qu'il y puisse dormir commodément, la tête ni trop haute ni trop basse. Il est extrêmement favorable pour les enfans de les habituer de bonne heure à coucher, ainsi que les hommes, sur des matelas, en y ajoutant toutefois un oreiller et une bonne couverture. Enfin, il faut veiller à ce que ceux qui d'ordinaire se remuent et s'agitent beaucoup durant leur sommeil, ne se découvrent pas la nuit, afin qu'ils ne soient pas exposés à se refroidir. Pour empêcher et éviter cet inconvénient, il ne suffit pas toujours d'assujettir la couverture, et cependant il est urgent au plus haut point de garantir les enfans contre les accidens qui peuvent survenir en pareil cas par suite d'un refroidissement. Le préservatif le plus efficace est un vêtement de nuit confectionné de flanelle, et qui enveloppe exactement tout le corps, les bras, les jambes et les pieds. Par ce moyen, on peut être sûr que les enfans sont parfaitement à l'abri de tout refroidissement pendant la nuit. Du reste, il s'entend de soi-même que ce vêtement ne doit pas être trop étroit, parce qu'il pourrait en résulter des suites tout aussi funestes que celles que l'on cherche à éloigner.

La peau, durant cette période de la vie, se montre moins active et elle excrète beaucoup moins aussi qu'auparavant. Les soins qu'elle réclame peuvent, par ce motif, différer de ceux qu'elle exigeait précédemment. Le bain tiède qu'on employait journellement, peut, dès à présent, n'avoir lieu qu'une ou deux fois par semaine.

Toutefois, il ne nuit jamais; il est même très propice à la santé, quand on y a recours chaque jour, soit pour nettoyer la peau, soit pour stimuler sa transpiration. Le bain tiède est encore plus avantageux sous ce point de vue que par suite du rappel de la transpiration, il réussit souvent à détruire les altérations survenues après un refroidissement. En le répétant exactement, la toux, le rhume et autres indispositions semblables sont vaincus, la plupart du temps, sans l'auxiliaire d'aucun autre remède. Le bain journalier, même pour les enfans de cet âge, est donc une mesure hygiénique également bonne à conseiller. Quand ils sont arrivés à leur sixième ou septième année, et quand ils manifestent plus de force interne et une plus grande chaleur, on peut essayer de les endurcir peu à peu contre le froid. On passe alors des vêtemens plus épais à d'autres plus minces et plus légers, et on remplace le bain tiède par le bain froid, tout en exposant davantage l'enfant aux variations de la température. Cependant de nombreuses précautions sont ici nécessaires pour ne pas le rendre malade. Que l'on se garde surtout des changemens trop brusques, et qu'on ne le fasse point passer d'une température élevée à une température froide, même lorsqu'il est encore chaudement vêtu, car cela ne suffit ni pour éviter ni pour modérer l'irritation que l'inspiration de l'air froid amène dans les poumons. Le plan que l'on se propose, en cherchant à endurcir l'enfant, ne peut être accompli qu'insensiblement, et poursuivi dans la même mesure que l'organisme gagne en force et en réaction.

IV.

Hygiène de l'enfant depuis l'époque de la deuxième dentition jusqu'à l'âge de puberté.

L'enfant qui jusqu'alors n'avait exercé son activité qu'en jouant, et sans volonté préconçue, commence, dès à présent, à imprimer aux forces de son esprit une direction plus utile, et à agir avec préméditation et discernement. Le développement plus prononcé de ses facultés corporelles et intellectuelles lui permet de les mettre en œuvre pour la réalisation du but qu'il doit finir par atteindre, d'après les lois de sa nature. La jeune créature peut donc, maintenant que son développement physique et moral est en train de se compléter, tendre sans nul danger de toutes les forces de son corps et de son esprit à parfaire son intégrité. Elle commence à porter plus loin ses pas, à travailler avec ses bras et ses mains, et à occuper en même temps son esprit d'une manière plus sérieuse. Elle se trouve même, à cet égard, en proie à un besoin auquel elle ne peut résister, mais dont la satisfaction demande toujours à être maintenue dans certaines bornes, et à être guidée avec une extrême prudence.

La mesure des forces individuelles, sous chaque rapport, doit déterminer jusqu'où les efforts de l'enfant peuvent aller. Sous le point de vue de ses fonctions physiques, la seule précaution nécessaire est de faire en sorte qu'elles ne soient en aucune façon gênées ou paralysées. Quant aux alimens et aux boissons, il n'est plus urgent d'en faire un choix particulier, car le tube intestinal et ses fonctions ont atteint leur dernière puissance, et consécutivement l'enfant est habile à mener le même régime de vie que l'adulte. Toutefois, même à cette époque, on s'abstiendra pour lui de toute espèce de boissons spiritueuses, car leur action est loin d'être salutaire. Elles peuvent, au contraire, par suite du relâchement qu'elles amènent dans le corps et l'esprit, occasionner vite l'affaiblissement et un malaise de tous les jours. Il est également sage de le priver de tout aliment trop épicé, et de tout genre de boissons et de préparations fortes et échauffantes. Le soumettre à une pareille diététique, c'est se rendre coupable d'une faute grossière, dans laquelle on tombe cependant en général. Pour ce qui concerne les évacuations stercorales, il faut qu'elles aient lieu au moins une fois durant les vingt-quatre heures, et, à défaut, on doit les provoquer au moyen d'un lavement émollient. Mais on éloigne cette éventualité, en ne permettant pas à l'enfant des écarts d'hygiène, sans toutefois entraver par trop sa liberté.

Les organes de la respiration ont également acquis à cette heure leur degré nécessaire de conformation, et ici, comme sous tous les autres rapports de la vie, il se manifeste d'importans changemens, de sorte que l'enfant, arrivé à cette période, n'est plus en butte aux mêmes maladies, que celles qui menacent les êtres plus jeunes, et ceux-là seulement dont le développement de l'organisme n'est pas encore complet. Cependant, on tiendra soigneusement à distance tout ce qui irrite à un haut degré la cavité de la poitrine, les poumons et la trachée-artère, et, d'un autre côté, on s'attachera aussi à ce que ces organes ne soient stimulés, exercés et endurcis qu'au point voulu par la course, la fatigue de la voix produite par un débit trop prolongé, le chant, etc. On favorise beaucoup par là une meilleure et plus large expansion de la cavité de la poitrine, ce qui est extrêmement avantageux à tous égards.

A cette époque, les parties génitales exigent une attention toute spéciale, afin de les préserver des dangers qui les assiégent. Comme ces organes ne parviennent que plus tard au point de maturité convenable, toute irritation, soit physique, soit morale, ne peut que leur être nuisible. Aussi, tout ce qui réagit sur eux, comme les nourritures et les boissons excitantes, etc., doit-il être évité avec soin. Les parens et les instituteurs ont toujours à surveiller attentivement les enfans de cet âge, afin de les soustraire à toutes les occasions qui pourraient les livrer en proie au vice si funeste de l'onanisme. Celle qui peut y contribuer le plus fatalement, est la lecture de la plupart des romans, la vue de tableaux obscènes, et surtout la fréquentation de ces êtres, qui franchissent dans leurs discours et leurs actes les limites de la pudeur, ou qui sont abrutis par des habitudes honteuses, en opposition flagrante avec les sentimens et la dignité de l'homme.

Nous ne terminerons pas ce chapitre sans faire une mention toute particulière d'un sujet de la plus haute importance, c'est-à-dire de l'éruption des menstrues chez les jeunes filles. Il est urgent que les mères attirent sur cette circonstance de leur vie l'attention de ces dernières, qui, faute de pareille précaution, seraient aisément effrayées à la vue d'un phénomène que jusqu'alors elles avaient ignoré. Pour ne pas blesser leur délicatesse, il est bon qu'à ce moment la mère examine le linge qu'elles quittent, et si elle y remarque un symptôme de l'apparition prochaine de cette éruption, elle les instruit avec mesure et prudence, sans entrer sur ce point dans des détails spéciaux. Elle leur fera comprendre en peu de mots que le corps de la femme, dans l'état normal, cherche à se débarrasser ainsi du sang superflu ; que, par cette déperdition, la santé se trouve vivement stimulée, ce qui fait qu'elle se répète chaque mois, et que consécutivement elle ne doit pas être troublée. Un précepte à observer surtout avant l'éruption des menstrues, c'est de tenir soigneusement à l'écart tout ce qui peut irriter et fatiguer l'économie, et de consacrer la plus grande attention aux boissons et aux alimens. Il est, au contraire, toujours imprudent, quand la menstruation tarde à se manifester à l'époque ordinaire, sans que du reste la santé générale en souffre, d'avoir recours à des remèdes excitans pour la provoquer. Son apparition tardive n'est en ce cas qu'un signe de la maturité encore imparfaite de tout le corps, et aussi long-temps que celui-ci n'en est point affecté, on ne peut en déduire aucune indication défavorable.

Il est de la plus grave importance encore d'accorder les soins les plus assidus aux fonctions intellectuelles. Non seulement, il est indispensable de tenir sans cesse l'esprit en activité, mais en outre de le stimuler dans la mesure des forces relatives individuelles. Toutefois, le juste exercice et le développement régulier des forces intellectuelles n'est pas une tâche facile, et, en général, les instituteurs eux-mêmes s'en acquittent fort mal. La manière ordinaire d'élever les enfans et de perfectionner leurs dispositions morales renferme beaucoup d'erreurs et de fautes. On doit se garder surtout de les occuper de trop bonne heure à des travaux d'esprit, et de les y contraindre malgré eux. La direction de leur esprit vers des objets sérieux n'est sans danger, que lorsque toutes leurs forces et leurs facultés sont développées dans une juste proportion. Aussi devra-t-on donner préalablement à leurs fonctions isolées le point d'intensité convenable, et on ne se contentera pas, comme on le pratique communément, de charger leur mémoire d'une foule de détails inutiles. On cherchera à aiguiser leurs sens externes, à stimuler et à développer insensiblement leur imagination, ainsi que leur mémoire et leur jugement, en un mot, on les exercera plutôt à penser qu'à apprendre. A mesure que leurs facultés intellectuelles et les fonctions qui en dépendent, s'étendent et s'élèvent davantage, on passe à des matières plus difficiles. De cette façon, l'esprit n'est pas tendu au-delà de ses forces; on ne le fatigue et on ne le néglige d'aucun côté.

Autant une bonne direction de l'activité de l'esprit est avantageuse, autant sont importans et indispensables un exercice bien entendu et la stimulation des sens externes. Généralement, on témoigne à ce sujet beaucoup trop d'indifférence, quoique ce soit un grand bonheur pour l'homme de jouir d'une vue claire et perçante, de posséder une ouïe fine et juste, pour bien discerner les objets, apprécier les sons, etc. On a bien moins d'égards encore pour l'organe si délicat du toucher. On cherchera donc, dans l'éducation des enfans, à procurer aux organes des sens le plus de finesse et d'acuité possible, au moyen d'un exercice convenable et répété.

Nous n'avons que fort peu de chose à ajouter, quant à la peau de l'homme, sous le rapport hygiénique. Avec l'âge, elle devient plus dense et plus dure, et sa force absorbante, qui, dans les périodes antérieures de la vie, était si puissante et si active, s'amoindrit aussi dans la même proportion. Elle ne sert plus comme organe complémentaire des poumons, car ces derniers sont maintenant entièrement développés, de même que le canal intestinal. Par suite de cette transformation de la peau, le corps est moins exposé au danger de se refroidir; raison qui fait qu'on peut le vêtir plus légèrement, et le faire reposer sur un lit moins tendre et un peu moins chaud. C'est aussi le moment de l'endurcir sans péril contre le froid et les autres influences de même nature. Du reste, il faut à présent plus que jamais nettoyer souvent la peau, soit par l'emploi des bains, soit au moyen du lavage général, car on la garantit ainsi contre l'invasion de maintes maladies. Si la peau n'est plus aussi sensible, et si elle est endurcie déjà contre le froid, à défaut de bain, l'ablution de tout le corps avec de l'eau froide est extrêmement salutaire, et c'est un des procédés les plus puissans pour la conservation de la santé.

Anzin, imp. de Boucher-Moreau.

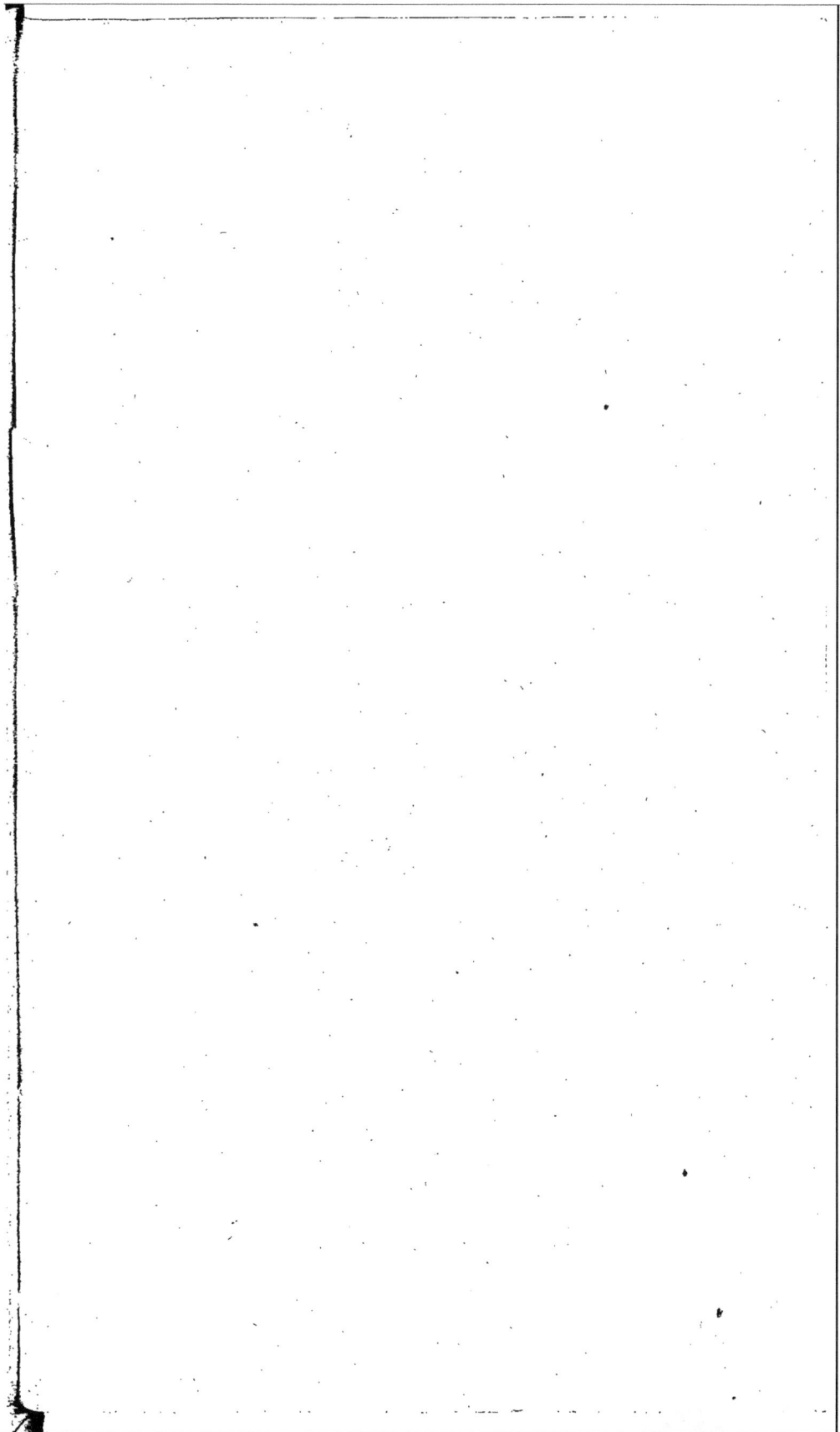

www.ingramcontent.com/pod-product-compliance
Lightning Source LLC
Chambersburg PA
CBHW071519200326
41519CB00019B/5997